編著
吉町文暢
東海大学医学部付属八王子病院循環器内科准教授

Slender Pacing
Device Project

中外医学社

■執筆者一覧 (執筆順)

吉町文暢　東海大学医学部付属八王子病院循環器内科 准教授

福井昭男　山形県立中央病院循環器内科 部長

西垣和彦　岐阜市民病院第一内科 部長, 岐阜大学医学部客員臨床系医学教授

中嶋俊介　さくら会高橋病院循環器科・心臓血管外科 部長

高橋玲比古　さくら会高橋病院 院長

音羽勘一　富山県立中央病院内科 (循環器) 部長

大江健介　雪の聖母会聖マリア病院循環器内科 医長

工藤丈明　都城市郡医師会病院循環器科 副医長

植村祐介　安城更生病院循環器内科 診療部長

飛田一樹　湘南鎌倉総合病院循環器科 医長

山中多聞　石巻赤十字病院循環器内科 部長

山本光孝　原三信病院循環器科 部長

井村昌弘　日本医科大学千葉北総病院 ME 部

大久保宗則　岐阜ハートセンター循環器内科 部長

山本　匡　北海道循環器病院循環器内科 心血管研究センター長

髙川芳勅　小樽市立病院循環器内科 医療部長

奥村弘史　東京ベイ・浦安市川医療センター循環器内科 副部長

山崎誠治　札幌東徳洲会病院循環器内科 副院長・部長

谷　友之　札幌東徳洲会病院循環器内科 部長

八巻　多　名寄市立総合病院循環器内科・救急科 診療部長

金子伸吾　済生会西条病院循環器内科 部長

永田義毅　千代田循環器内科クリニック 院長

原田　敬　北九州市立八幡病院循環器内科 統括部長

山田貴之　高石藤井心臓血管病院心臓血管センター センター長

目次

1 はじめに　　　　　　　　　　　　　　　　　　　　〈吉町文暢〉　*2*

2 Slender Pacing Device Implantation は
これを標準時間とする！　　　　　　　　　　　　　〈福井昭男〉　*5*

3 植込み手技のエビデンスはあるのか？　　　　　　　　〈西垣和彦〉　*13*

4 外科医の立場からみた創の作り方と縫合の方法
　　　　　　　　　　　　　　　　　　　〈中嶋俊介，高橋玲比古〉　*20*

5 私のこだわり・あなたのこだわり　　　　　　　　　　　　　　　*23*

　1　私のオマジナイ？　あなたの習慣？ ……………………〈音羽勘一，吉町文暢〉　*23*

　2-1　穿刺方法: カットダウン ………………………………………〈福井昭男〉　*29*

　2-2　穿刺方法: エコーガイド下鎖骨下静脈穿刺 …………………〈中嶋俊介〉　*30*

　2-3　穿刺方法: 術前に造影する？―手術とは別の日程で行う …〈大江健介〉　*32*

　2-4　穿刺方法: 事前に単純 CT で確認をする …………………〈工藤丈明〉　*33*

　2-5　穿刺方法: 静脈造影ガイドの穿刺 …………………………〈植村祐介〉　*34*

　3-1　閾値にどこまでこだわる？: こだわらない！ ……………〈飛田一樹〉　*35*

　3-2　閾値にどこまでこだわる？: こだわる！ …………………〈山中多聞〉　*37*

　4-1　Tined or Screw: 心房リードは Tined です …………………〈山本光孝〉　*39*

　4-2　Tined or Screw: 心房リードは Screw です …………………〈山中多聞〉　*41*

　4-3　Tined or Screw: 心房リードの Tined と Screw の葛藤 ……〈飛田一樹〉　*42*

　5-1　透析症例のデバイスの植込み位置: シャントの同側 …………〈井村昌弘〉　*45*

　5-2　透析症例のデバイス植込み位置: シャントの対側 ……………〈大久保宗則〉　*46*

　5-3　透析症例のデバイス植込み位置: 基本的に左側 ………………〈山本　匡〉　*47*

6 仲間の手技をみてみましょう！　　48

1 DDD の植込み（1）Conventional pacing lead を使用した実際 ……〈髙川芳勲〉　48
2 DDD の植込み（2）Guiding & staylett less lead を使用した実際 …〈奥村弘史〉　58
3 DDD の植込み（3）Conventional pacing lead を使用した実際 ……〈飛田一樹〉　66
4 CRT/CRTD の植込み（1）………………………………〈山崎誠治, 谷　友之〉　72
5 CRT/CRTD の植込み（2）………………………………………………〈八巻 多〉　84
6 MICRA の植込み ………………………………………………………〈山本　匡〉　90

7 当科の Tips & Tricks とこだわり（DDD 編）　　〈金子伸吾〉　98

8 当科の Tips & Tricks とこだわり（CRT/CRTD 編 Part Ⅰ）
〈八巻 多〉107

9 当科の Tips & Tricks とこだわり（CRT/CRTD 編 Part Ⅱ）
〈永田義毅〉116

10 DDD の時間短縮を目的にやったこと　　〈原田　敬〉124

11 CRT/CRTD に PCI technique を活かすこと　　〈飛田一樹〉134

12 各施設ではどんな手技を行っているのか
―時間軸に沿った手技内容の解析　　〈原田　敬, 飛田一樹〉147

13 感染リード・感染デバイスの扱い方 〈山田貴之〉 *153*

14 まとめとこれからの Pacing Device へ期待 〈吉町文暢〉 *159*

索引‥‥‥‥‥‥‥‥‥ *161*

Slender Pacing Device Project

Chapter 1 はじめに

◆ Author ◆ 東海大学医学部付属八王子病院 循環器内科 **吉町文暢**

我々 Slender Club Japan は低侵襲カテーテルインターベンションを追求してきた．より患者に侵襲が少ない優しい治療を提供しようと，アプローチは大腿動脈から橈骨動脈，そして遠位橈骨動脈と移行し，カテーテルやデバイスはより細いものへと進化した．さらに，slender という言葉がカテーテルを細くするだけではなく，すべてにおいて低侵襲であろうという考えにシフトした．患者の痛み，造影剤，被ばく，環境，そして徹底して無駄を排除することによってコストやスタッフの労働に至るまで侵襲を少なくすることを試みた．これは瞬く間に国内はもとより世界規模で進歩した．

この背景には情報共有の簡易化とスピードアップが大きく関与している．過去には論文や出版，せいぜい年一度の学術集会という形でしか情報が得られなかった．それも我々一般の医師にとっては権威ある医師より情報は一方的に与えられるものであり，相互的な情報共有はあり得なかった．それゆえに，施設独自の習慣と地方のヒエラルキーの呪縛に若い医師は日常業務と自らの成長を妨げてられていた．しかし，インターネットが発達し，ホームページ，ブログやメール，そして SNS の時代となり，あっという間に世界に情報が画像とともに拡散される時代になり，求める情報がものすごいスピードで共有される時代となった．筆者自身，情報を求める地方医師の1人であり，包み隠さず恥ずかしいものですらさらけ出し，世界から叱咤激励を受けることで少しだけ前に進んできた．

それにもかかわらず，まだまだローカルルールや，ジンクスのような作業，もしかするとオマジナイに分類されてしまう作業が残っていたのも事実であった．筆者が国内外の多くの施設で治療をさせていただくときに，カテーテル検査室や病棟にてこれらをしばしば感じてしまうのだ．無駄な時間を費やしているだけではなく，ときには悪ささえしている．低侵襲治療を目指す我々としては好ましくないと言わざるを得ない状況を目にするのだ．しかしながら，これらですら交通の発達に支えられた医師同士の交流という形の大小さまざまなワークショップの開催により，これらの悪習慣も徐々に駆逐されてきた．

このようにして，やっと近年，国内外の患者に対して均質で良好な医療を提供できる時代を迎える環境が整ったのだ．

ここで我々の業務全体を見直すと，実はインターベンションをメインに行っている医師であっても，ペーシングデバイスを扱っている医師が多いことに気がついた．そして我々は多くの時間をペースメーカー挿入に費やしていることに気がついた．企業の調査によると，ペーシングデバイスの60%は電気生理専門医のいない病院で挿入されている 図1 ．つまり，インターベンションを専門に行っている医師がペースメーカーを挿入しているのである．インターベンション，アブレーション，ペーシングデバイス植込みと部隊を分けることができないよう

な医師の少ない地方に行けば行くほどそれが顕著である．

そして，このペースメーカー挿入に関しては，残念ながら，先輩たちからの指導だけで見よう見まねのお作法を踏襲しているだけがほとんどである．系統だっての教育を受けたことはなかった．しかも，我々がカテーテル治療の分野で進歩してきた手段である情報共有はまったくなかった．何十年前に先輩から見聞きして覚えただけのやり方を継承してきただけで，これらは科学的根拠ですら怪しい風習かもしれないのだ．そして自己満足が進歩の根拠とした治療をよかれと勘違いして患者に提供をしてきた．しかも，手技が正しかろうが間違っていようが誰も指摘も助言もしてくれないのである．さらに言うと，手技が上手いと言われる医師は，たんにその施設で一番年上であるというだけであって，なんの根拠もない．世間の標準がない状態では，上手いという絶対的な尺度もないのである．

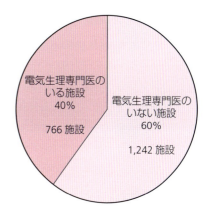

図1 ペースメーカーおよび両室ペーシングデバイス挿入施設における電気生理専門医のいる施設（日本メドトロニック株式会社2018年調査による）

一方では，広く見地を広げ，ペーシングデバイス専門医師と知識を共有するだけではなく，インターベンション独自のテクニックを生かした素晴らしい tips & tricks を持って診療にあたっている術者もいる．だが，なかなかその技術は皆に共有されていない．むしろ大きな病院のなかで埋もれているのも現状かもしれない．

すなわち，我々の専門とするインターベンションを発達させた最も大きな要素が，他の仕事にまったく活かしきれていないのである．術者が満足していれば患者によい治療であるというのは20年前に捨てたはずではなかったのか?!

このように，まだまだ我々のペーシングデバイス業務は手技や治療の標準がわからないなかで暗中模索を続けている．まずは霧のなかでもがいている自らに疑問を持たなければ，前に進むことはできない．そのガイドラインとなるスタンダードを作らなければいけないのである．

そこでペーシングデバイスに長けているインターベンション専門医数名に集まっていただき，手技の標準化はできないものかと会合を行った．結論は，あまりに皆の作法が違いすぎて，またその根拠にバリエーションがありすぎて，スタンダードを考えるような状態ではないのが現状であった．しかし，そのなかで唯一皆が同意できたのが，無駄な時間をかけないことが大事であるということであった．再度1つ1つの作業の意味を考え直し，無駄がなくなると時間が短縮される．これはすべてにおいて低侵襲につながるであろうと意見は一致した．

インターベンション専門医によるペーシングデバイス標準化プロジェクトの第一歩としてこの本を出版する．この本の目的は「仲間たちがどんな手技をどんな意味合いを持って作業しているか，1工程ずつ分析し，それを共有する」，「時間軸を意識した作業を行うことで効率と安全性を追求する」の2点が軸となる．

当企画にあたって，出版物として言葉を統一し，日本語出版物なのでなるべく日本語での表現をするようにと指示したところ，普段我々が使っている「lateral vein」という言葉が問題になった．そして，当企画の執筆者である福井医師と永田医師が調査をしたところによると以下の回答が返ってきた．

「lateral vein を検索すると，日本語では検出されないことに驚きました．実は lateral vein は存在せず，left marginal vein（左辺縁静脈），もしくは left marginal cardiac vein（左心縁静脈）のことを我々は lateral vein と呼んでいたようです．ただ，無理にこのように訳すと読者に混乱が生じることより，当企画では lateral vein でよいのではないでしょうか．デバイス専門の先生方と話をしていても，left marginal vein という言葉は聞いたことがない印象です．ちなみに，冠静脈洞（CS）も，実は Vieussens valve から右房開口部までの狭い範囲のことであり，それより近位（遠位？）側が GCV になることもあまり知られていないようで，CS は普通に GCV を含めた全体を指すと思っている先生が多いようです．話が通じればどちらでもよいとは思いますが，今まで普通に使用してきた lateral vein は実は存在しないってちょっと衝撃です．常識って疑うべきものですね．いくつになっても勉強です．」

このことからも，我々の常識は，実は医学会の非常識であったりもするのだ．

（注釈: 本書では読者の理解がしやすいようになるべく日本語表記をするが，上記の "lateral vein" など我々の呼びやすい言葉としてのみ使用されている言葉はそのままでの使用と表記を行うことにした．）

必要なことと無駄なことを区別して，最小限の時間で提供できる治療を各々が行うようになってこそ標準手技が確立できる．それは我々の目指す本来の意味の低侵襲で有用なペーシングデバイスを用いた治療を患者に提供できる時代につながるはずである．

ペーシング植込みデバイスを専門とする電気生理学に長けた諸兄には幼稚な戯れごとのように思われるかもしれないが，あたたかく見守っていただきたい．これは，我々自身の日常診療を見直し進歩させるための，我々自身に課した試練なのである．

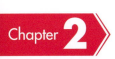

Slender Pacing Device Implantation はこれを標準時間とする！

◆ Author ◆　山形県立中央病院 循環器内科　**福井昭男**

　日本では，植込みデバイス手術は循環器内科および心臓血管外科医によって行われている場合がほとんどである．もともと心臓血管外科医により始まった手術であるが，手術数の増加，内科医のモチベーション，デバイスの進歩，社会状況の変化などさまざまな理由により，現在では循環器内科医による手術が大多数を占めている．手術が「簡単」であるために循環器内科医でもできるという側面もあるかもしれないが，約10％の症例に何らかの合併症を併発し，感染を起こせば致命的な結果を引き起こす可能性もある．果たして「簡単」な手術と言えるのであろうか．

　2007年CurtisらがJAMAに報告したMedicareからのデータでは[1]，非不整脈専門医による植込み型除細動器（ICD: implantable cardioverter defibrillator）植込み手術の合併症は，不整脈専門医による合併症より多いという結果が示された．また，症例数の少ない施設や術者による手術の合併症が，ハイボリュームセンターで行われる手術より高率であるという報告もあり[2]，日本では循環器内科研修医が手術を行うことも少なくない．本書の読者は主に非不整脈専門医，インターベンション専門医であると予想されるが，インターベンションで培ったさまざまな技術とともに，デバイス植込み特有の技術を習得することにより，質の高い手術を行うことができると期待される．特に心臓再同期療法（CRT: cardiac resynchronization therapy）における左室リード挿入は経皮的冠動脈インターベンション（PCI: percutaneous coronary intervention）そのものであり，インターベンション専門医の技術がデバイス治療の成否に直接関わるものと考える．

　前項で吉町先生も述べているが，デバイス手術に関しては，教育を受けた病院，指導を受けた医師によりさまざまな「お作法」があり，手術手技は極めてバリエーションに富んでいる．手技自体を統一することは困難であるとの結論から，時間軸を統一すべく，Slender Club Japanのメンバーが集結し，話し合いの場を設け，またメールなどでディスカッションを行い，手術手技や手術時間などについてアンケート調査を行った．

　侵襲的な処置である外科的手術時間は，感染などの合併症軽減の観点から短いほうが望ましい．安全性を担保しながらも，できる限り短時間で手術を行うことが患者さんへの低侵襲（slender）な治療となることを術者は常に意識すべきである．

デバイス植込み手術

　デバイス植込み手術を以下の要素に分け，手技および注意点，こつなどについて考えてみた．

① 入室，造影，手洗い

② 局所麻酔，皮切，ポケット作成

③ 穿刺

④ リード挿入

⑤ 創洗浄，デバイス固定，止血，収納，閉創

⑥ 皮膚縫合

⑦ 安静解除，入院期間

▶▶▶❶ 入室，造影，手洗い

入室後，血圧計，モニター装着，SpO₂モニタリングを行う．SpO₂モニタリングは電気メスのノイズを拾わないため，重要なモニターとなる．胸郭外穿刺が標準となった現在では静脈造影を行う施設がほとんどであると思われるが，施設により手術日前，開始直前，穿刺直前などさまざまなタイミングで行われている．当院では，病棟で確保した同側の静脈ラインより，20 mL の原液造影剤を注入後，後押しの 20 mL の生食を注入時に造影を行い，穿刺部位の同定および静脈の閉塞がないことを確認している．手洗いは必須であるが，ブラッシングの必要性はない．速乾性アルコール製剤の擦り込みの有用性は確立しており，また事前の爪切りや爪の間のごみの除去は必要である．

▶▶▶❷ 局所麻酔，皮切，ポケット作成

局所麻酔での手術が一般的であるが，デクスメデトミジン（プレセデックス®）などの鎮静薬を併用する施設もある．局所麻酔後，通常鎖骨に平行に皮切を行うが，皮切前に前胸部皮膚から穿刺をする施設もある．リード挿入後にポケットを作成する施設もあれば，ポケット作成後に穿刺する施設もある．当院では皮切後電気メスでポケット部を少し切開し，用手的に剥離すれば，数分以内にポケット作成は終了し，ポケット内にガーゼを入れて圧迫止血を行いながら，リード挿入を行うことができるため，最初にポケットを作成している．

ポケットは，①大胸筋筋膜上，②大胸筋筋膜直下，③大胸筋筋肉内，④大胸筋下のいずれかに作成する．それぞれに利点・欠点があるが，胸壁の薄い患者には大胸筋筋膜下，大胸筋筋肉内，大胸筋下ポケットが推奨される．特に ICD や両室ペーシング機能付き植込み型除細動器（CRTD）など，ジェネレーターが大きいいわゆるハイパワーデバイス挿入時には，皮膚の圧迫壊死に対する対応が重要である．

▶▶▶❸ 穿刺

鎖骨下静脈は穿刺が容易であるが，気胸の合併症が避けられず，肋鎖靱帯によるリード圧迫のためリードの長期生存率が低く，現在は胸郭外穿刺（腋窩静脈）が主流である．別項で記載したが，橈側皮静脈を用いたカットダウン法は，手技に慣れが必要だが，気胸は起こらず，また穿刺困難なときにも有用であり，覚えておいてもよい手技と考えられる．さらにカットダウン法の場合，橈側皮静脈から挿入したガイドワイヤーが穿刺のメルクマールとなるため，穿刺困難時にも有用な方法である．ペースメーカー手術において穿刺時間が手術時間を左右する大きな要因の1つであり，また合併症軽減においても重要な要素となる．エコーガイド穿刺は成

6

功率の上昇，合併症軽減に有用な方法である．試験穿刺後，針を残してそれをメルクマールに本穿刺する術者を多くみかけるが，針の接続部のため，穿刺角度が明らかに異なり，深くなった穿刺角度で気胸のリスクが高まる可能性がある．試験穿刺できた部位から目を離さず，針を抜いて本穿刺をすることを推奨したい．穿刺法の詳細については別項を参考いただきたい．

▶▶▶❹ リード挿入

　リードには passive fixation lead（タインドリード）と active fixation lead（スクリューインリード）があるが，心房中隔や心室中隔に留置する場合はスクリューインリードが必須である．近年，形状が中隔を向くようにプレシェープされたシースを用いて，スタイレットを使用せず，確実に中隔に挿入可能なリード（Select Secure®，Medtronic 社）が上市された．リードは 4.1 F と非常に細く，手技も容易である．右室中隔ペーシングが心尖部ペーシングに対し臨床的に優位性を示すことができない要因の 1 つとして，中隔ペーシングを試みたものの，CT で確認すると，実際には中隔に挿入できていない症例が多いとの報告[3]もあり，Select Secure® を用いた確実な中隔ペーシングによる臨床のデータの蓄積が待たれるところである．心房に関しては中隔ペーシングを行う施設もあるが，右心耳にリードを入れる施設が多い．リードの固定に関しては，カットダウン法では静脈と直接縫合するため，ディスロッジの可能性が低いが，穿刺法の場合，スリーブを用いて数カ所の固定が必要である．スクリューインリードはディスロッジの軽減に寄与するがリードの固定は必要と考える．スリーブの溝の数だけ固定している施設が多いようだ．本書の企画にあたり行われた Slender Club Japan のアンケート（SCJ アンケート，42 施設より回答）によると，スクリューインリードは心房で 70%，心室で 90% 程度に使用されていた．ディスロッジの軽減にはリードの適切なたわみも重要である．リード固定の際，たわみがとれているケースが特に初心者で多くみられる．リード固定前後に透視でのリード位置の最終確認が重要である．

▶▶▶❺ 創洗浄，デバイス固定，止血，収納，閉創

　ポケット内にデバイスを収納する前に止血を確認し，ポケット内を 500〜1,000 mL の十分な量の温生食で洗浄する．洗浄は感染予防と出血源の確認のため有用であるが，不十分な洗浄はかえって雑菌の混入を増加させる．血腫は感染のリスク因子であり，止血には十分に時間をかけるべきである．

　余ったリードをジェネレーターの下部に上手に挿入することは，実は意外に難しい．ろくろを回すイメージでリードをジェネレーター下部で回転させ，最後の回転を考慮し，回しながらポケット内に挿入すると，比較的綺麗にポケット内に収納可能である．ジェネレーターには事前にスーチャーホールに 2-0 の絹糸をかけておき，ポケット収納後に胸壁に固定している．筋肉自体は断裂しやすい組織であることにより，結合織に固定することを意識すべきである．また上肢の運動制限の観点からもなるべく内側の固定を心がけている．せっかく適切な位置にポケットを作成しても，ジェネレーター固定の位置を誤ると，その後の患者の日常生活に影響を与える可能性がある．

　ペースメーカージェネレーター交換の際にはジェネレーターの固定はしてはいないが，ハイパワーデバイスでは，遠隔期にジェネレーターの重さのため尾側に移動し，ポケット下部の圧

迫壊死を経験したことにより，ジェネレーターの固定を行っている．

▶▶▶❻ 皮膚縫合

皮下は吸収糸で1，2層を縫合する．埋没縫合は，少し時間を要するが抜糸が不要で早期退院が可能である．SCJアンケートでは埋没縫合を行っている施設が大多数であったが，ステープラーや，ステリストリップ™を用いている施設もあり，各施設でそれぞれのスタイルがあるようである．

▶▶▶❼ 安静解除，入院期間

当院では術前にペンタゾシン（ソセゴン®）7.5〜15 mg，ヒドロキシジン（アタラックス−P®）12.5〜25 mg筋注の前投薬を行っていることにより，転倒防止の観点から術後4時間程度のベッド上安静，通常は翌朝から歩行可としている．アンケートでは手術当日のみの安静が多数を占めていたが，上肢の固定を数日間指示している施設もあった．ペースメーカー植込み対象者は高齢者も多く，短時間の固定でも筋肉の拘縮や上肢が可動困難となる患者もあり，上肢の固定は可能な限り避けたほうがよいと考える．

当院では埋没縫合を行っていないことにより，入院期間は3泊4日で外来抜糸，もしくは抜糸を含めた10日間の入院のどちらかを患者さん自身の希望により選択してもらっている．リードレスペースメーカーの入院期間は通常3泊4日だが，認知症があり入院継続が困難な場合は，当日入院，午後手術，翌朝抜糸し退院という1泊2日のパターンも少なくない．

抗菌薬の使用に関し，手術前の予防的な投与に関してはエビデンスがあるが，術後投与のエビデンスはない．アンケートでは当日のみの施設もみられたが，手術当日を含めた3日間投与している施設が多かった．

ICD 手術

ICDは1998年に保険償還され日本に導入された．筆者はクリーブランドクリニックでICDの手術見学を行い，それをもとに1999年の不整脈学会総会でたぶん本邦初の「カテ室局所麻酔下でのICD植込み」という演題を発表した．今でこそ当たり前の内容であるが，この発表に対し，主に外科の先生からかなり厳しい意見を多数いただいた．当時ICD手術は特別なものであり，命に関わるショックリードをカテ室で，穿刺で挿入するなどとんでもないという風潮があった．ICD植込みは，本体が大きいペースメーカー手術と思えば何の抵抗もなく，最近は除細動閾値の測定を行わない施設が増えていることにより，ペースメーカー植込み手術と何も変わらない．強いて言えば，ポケットの大きさが違うだけである．特に痩せた高齢者では，皮膚にテンションがかからないポケット作りが重要である．

CRT 手術

通常のペースメーカー，ICD手術に左室リードの追加が必要となる．スタイレットタイプからオーバーザワイヤータイプとなり，左室リードの挿入は以前に比べかなり容易になった．冠

静脈洞（CS: coronary sinus）へのカニュレーションが成功すれば，後は PCI と同様の手技であり，open vessel であることより，ほとんどの場合リード留置はさほど困難ではない．ただ CS 入口部の角度が急峻な場合などには，カニュレーションが困難で手術時間に大きな影響を与えるステップの 1 つとなる．各社からさまざまな形状の CS カニュレーション用のシースが販売されているが，CS 形状によるシース選択マニュアルがあるともう少しカニュレーション時間の短縮を図ることができると思われる．非不整脈専門医においてはこの CS カニュレーションが一番の難関と考えられる．筆者は日常業務で電気生理学的検査（EPS: electro physiological study）を行っていることから，EPS 用の CS カテをガイドとしてカニュレーションすることがほとんどであり，著明な右房拡大例を除けば，通常の EPS 時の手技と同等にカニュレーションが可能である．この手技の場合，ストレート型のシースを用いるので，カニュレーションに成功すれば良好なバックアップを得ることができる．冠静脈が細い場合や，屈曲が強い場合にガイドワイヤー，リードの挿入が困難なことがある．その場合，子カテを使用したり，シャフトの硬いワイヤーに変更したり，ガイドワイヤーで externalization を行ったりすることはまさしく PCI 手技の応用である．冠静脈の血管径は 10 mm 以上の部分もあり，当初ガイドワイヤーにかなり大きいカーブをつけていたが，操作性が悪く，若干太めの左前下行枝の PCI を行うときのカーブ形状位がちょうどよいのでは考えている．もちろん lateral vein を狙うが，最近は多極リードのおかげで，ペーシング部位は選択の幅が広がり，以前は避けていた anterior vein でも近位電極でのペーシングで同期不全の改善がみられることもあり，枝の選択に対するこだわりは以前より減ってきている．ペーシングサイトが心機能の改善に影響を与えるという報告は多数あるが，dyssynchrony の著明な部位を選択的に狙ってリードを挿入することは，実際には困難なことが多い．

リードレスペースメーカー手術

2017 年 9 月から本邦でもリードレスペースメーカーが使用可能となった．内径 23 F の極太シースの挿入，カーブ形状が 1 つのパターンしかなく，deflection も一方向にしか動かず，また deflection の固定ができないことなどより，シース挿入，右室へのシステム挿入に難渋することがある．中隔への留置が推奨されているが，それほどの自由度のないシステムで，中隔を狙うことはときに困難であり，透視上比較的良好と思われる位置に留置しても閾値が不良な場合，リキャプチャーの必要性があり，時間を要することがある．

当院では大腿静脈に 8 F シースを挿入，マルチパーパスタイプのカテーテルを内頸静脈まで持ち込み，スティフワイヤーに交換後，18 F ダイレーターで静脈を拡張し，23 F のデリバリー用シースを挿入している．十分な皮膚切開と，モスキート鉗子による皮下組織の剥離がシース挿入のポイントである．植込みマニュアルで推奨されている，12 F のダイレーターは使用していない．シースを右房に挿入する際，シースの内筒と外筒の長さの差が 8.5 cm と非常に大きく，外筒を右房中部まで入れると，内筒が上大静脈に到達してしまい，ガイドワイヤーが十分に先行していないと，非常に鋭利な内筒の先端で静脈を穿孔する可能性があり，注意が必要である．外筒が右房内に達する付近から，内筒との固定をはずし，内筒を保持したまま，外筒だけを右房中部に進めることが肝要である．穿孔の危険性を減ずるため，スティフタイプのガイ

ドワイヤーはできるだけ，内頸静脈に到達させることが，重要だと考えているが，ときに内頸静脈へのガイドワイヤーの挿入が困難なときがあり，その場合，鎖骨下静脈のなるべく遠位部にワイヤーを留置することが必要である．デリバリーシステムを右房に挿入後，シース自体を十分に下大静脈下部まで引いてこないと，deflection が機能しない．次に右室へのシステムの挿入に関しては，なるべく尾側からの挿入が安全性の観点から重要である．複数の透視角度を用いて，中隔への挿入を試みるが，透視上よい位置に入っても必ずしも閾値が良好とは限らず，デリバリーの回数が手術時間を決める大きな要因となる．デリバリーの回数の増加は，心穿孔の危険因子であり，少し時間をおくと閾値が大きく改善することもよく経験するところであり，このステップに関しては時間がかかっても 5 分程度待つことは重要である．造影の際，大きいシリンジで勢いよく造影剤を注入すると空気が入るため，20 mL 以下のシリンジでの造影が空気塞栓予防には重要である．当院ではシース抜去時に穿刺部を 8 の字縫合をしているが，縫合後の用手圧迫は不要である．念のため術後は大腿動脈アプローチの心カテと同様の方法で，4 時間程度圧迫帯で圧迫はしているが，翌日の再出血はワルファリンコントロールが不良な心外術直後の症例以外では認めていない．

時間軸

手術時間は穿刺方法，リード留置位置，縫合方法により異なるが，ある成書[4]に手術時間の目安として以下の記載があった．

① 単腔ペーシング　90 分

② 両腔ペーシング　180 分

③ 両室ペーシングおよび両室ペーシング機能付き植込み型除細動器〔除細動閾値（DFT: defibrillation threshold）測定を含めず〕　240 分

④ ICD 植込み（DFT 測定も含めて）240 分

単腔ペーシングの 90 分もかなり長い印象であるが，リードが 1 本増えただけで 2 倍の 180 分になることは考えづらく，ICD はペースメーカーとほぼ同じ時間で植込み可能である．CRT は左室リードの挿入などで時間を要することはあるが，ほとんど 90 分以内で手術を終えており，2 時間程度が目安と考える．SCJ アンケート結果も参考に，かなり独断をもってデバイス手術のタイムテーブルを 表1〜4 に示した．細かいステップに関してはあまり気にする必要はないし，時間的にはかなり厳しいものかもしれないが，目標値だと思って参考にしていただければと考える．

▶▶▶❶ ペースメーカー植込み術

アンケートに回答があった 42 施設においては DDD ペースメーカーの手術時間は 30〜60 分が 40.5%，60〜90 分が 35.7%，90〜120 分が 23.8% であり，平均で 120 分以上かかっている施設はなかった．もちろん術者の経験数にも依存するが，穿刺のスムーズさと，右室中隔への操作，閾値へ

表1 ペースメーカー植込みタイムテーブル

手技	時間	全経過時間
皮膚切開，ポケット作成	5 分	5 分
穿刺，シース挿入	5 分	10 分
右室リード挿入，固定	7 分	17 分
右房リード挿入，固定	5 分	22 分
ポケット洗浄，止血確認	5 分	27 分
ジェネレーター接続，固定	3 分	30 分
縫合	5 分	35 分

のこだわり，縫合方法などがペースメーカーの手術時間に大きな影響を与えていると推定される．種々の律速段階はあっても60分以内の手術を目指したい．

▶▶▶❷ ICD 植込み術

前述したように DFT 測定を行わなければ，ICD はペースメーカー手術と同等の手術である．ショックリードの太さの違いはあるものの，胸郭外穿刺が主流の現在においては，ポケット作成時間の差のみが，手術時間の差となる．ペースメーカー植込みプラス5分の手術時間を目標とした．

表2 ICD 植込みタイムテーブル

手技	時間	全経過時間
皮膚切開，ポケット作成	6分	6分
穿刺，シース挿入	5分	11分
右室リード挿入，固定	7分	18分
右房リード挿入，固定	7分	25分
ポケット洗浄，止血確認	5分	30分
ジェネレーター接続，固定	5分	35分
縫合	5分	40分

▶▶▶❸ CRT-D（P）植込み術

少し厳しすぎるかもしれない目標を掲げてみたが，ステップを分解すると，90分は決して無理な時間ではないと考えられた．ICD 植込み時間が30分，左室リード挿入時間が45分で，計90分を目標とした．SCJ アンケート（ICD, CRT 植込み19施設）では，CRT-D 植込み時間は60分以上90分未満が10.5%，90分以上120分未満が26.3%，120分以上150分未満が26.3%，150分以上180分未満が15.8%，180分以

表3 CRT-D（P）植込みタイムテーブル

手技	時間	全経過時間	
皮膚切開，ポケット作成	8分	8分	ICD 分 30分
穿刺，シース挿入	10分	18分	
右室リード挿入，固定	7分	25分	
右房リード挿入，固定	5分	30分	
冠静脈洞カニュレーション，造影	20分	50分	LV 分 45分
LV リード挿入，固定	25分	75分	
ポケット洗浄，止血確認	5分	80分	
ジェネレーター接続，固定	5分	85分	
縫合	5分	90分	

上が21.1%であった．つまり2時間未満が36.8%，2〜3時間42.1%，3時間以上21.1%という結果であった．CRT が日本に導入された当時の全国の平均手術時間は3時間30分程度であったことにより，デバイス自体の進歩もあるが，半分程度の手術時間となっている．CRT の手術においては，CS 入口部の開口角度や，冠静脈の蛇行，細い血管径などによる留置困難症例が少なからずあり，術者の技量よりも，患者の解剖学的条件に依存することが多いと考える．筆者は CRT を特別な手術と考えずに，1本リードの多いペースメーカー手術だと"思い込み"手術に臨んでいる．120分以内の手術を目指したい．

▶▶▶❹ リードレスペースメーカー植込み術

橈骨アプローチが主流となっている現在，EPS で日々大腿穿刺をしている不整脈専門医以外の，特に若手医師が大腿穿刺を行う機会は激減しており，明らかにそのスキルが落ちていることは否めない．経験の少なさをエコーで補い，確実に穿刺を行うことは理にかなっている．

前述したように，本手術では透視上望ましいと

表4 リードレスペースメーカー植込みタイムテーブル

手技	時間	全経過時間
シース挿入	10分	10分
セットアップ	3分	13分
右室挿入，リード留置	10分	23分
閾値測定	4分	27分
シース抜去，縫合	3分	30分

思われる位置に留置されても，閾値が不良なこともあり，5分程度待つことで，閾値の著明な改善がみられることも少なくない．展開回数は穿孔の危険因子であり，展開回数を減らすという観点からも時間をかけたほうがよいと考える．右室への挿入，中隔への留置もときに困難なことがあり，律速段階となり得る．リードレスペースメーカー手術は<u>40分以内</u>の手術を目指したい．

当院での40例の手術平均時間は25分であり，助手がセットアップに慣れてくると，20分程度まで手術時間を短縮することは可能だと考えられる．

おわりに

箱根駅伝で有名な東洋大学の名言に「その1秒を削り出せ」という言葉がある．遅い先生の手術をみていると，1つのステップが終わる毎に休憩しているようにしかみえない．PCIを行う際には，事前に造影を詳しく見直し，strategyを決め，手技を行っている．PCIでは術中，解離ができたり，slow flowになったりといろいろな変化が起こることも少なくないが，デバイス植込み手術では患者さんの容体が変化することはほとんどなく，決まった手順をただ踏んでいくだけである．次に行う操作は確実に予想できるものであり，次の手順のための準備をしていくだけで，手術時間は確実に短縮することができる．

手術時間を意識して，先へ先へと手技の流れを読んでいくことが大切だと考える．また優れた助手も重要である．手技の流れを理解し，先を読める助手がいるだけで，手術時間は大幅に短縮され，また合併症の軽減にもつながると考えられる．

今回示した手術時間はSCJアンケートの平均時間より短く設定した．しかし，決して無理な時間設定ではなく，各施設でその1秒を削り出すことを心がけると，時間短縮は実はそれほど困難なことではないのかもしれない．

■参考文献

1) Curtis JP, Luebbert JJ, Wang Y, et. al. Association of physicians certification and outcomes among patients receiving an implantable cardioverter-defibrillator. JAMA. 2009: 301: 1661-70.
2) Al-Khatib SM, Lucas FL, Jollis JG, et al. The relation between patients' outcomes and the volume of cardioverter-defibrillator implantation procedures performed by physicians treating medicare beneficiaries. J Am Coll Cardiol. 2005; 46: 1536-40.
3) Pang BJ, Joshi SB, Lui EH, et al. Validation of conventional fluoroscopic and ECG criteria for right ventricular pacemaker lead position using cardiac computed tomography. Pacing Clin Electrophysiol. 2014 ; 37: 495-504.
4) 石川利之，中島 博，編著. 心臓デバイス植込み手技 改訂第2版. 南江堂; 2018.

Chapter 3 植込み手技のエビデンスは あるのか？

◆ Author ◆ 岐阜市民病院第一内科，岐阜大学医学部 **西垣和彦**

エビデンスって何？

エビデンスって何なのだろうか，何のために存在するのだろうか．この命題をきちんと答えられる人がどのくらいいるのか見当もつかない．いや，もしかすると，そんなことを考えたこともない人が大多数なのかもしれない．

医療は，経験の積み重ねで構築された医学に基づく行為である．しかしそれは，実は医師個人の経験だけに裏づけされたものではなく，その行為に影響を与え主導した先人，主に指導医や上級医，その道の専門家の意見や手技を参考に自ら模倣し，取捨選択して修飾したものを個人の医療行為として提供しているだけである．これは，また別の医師にも広く影響を与え，さらなる個々の医療行為として再修飾され発展し，成長し続けている．

しかし，このような医療行為そのものは単なる個人，あるいはその取り巻きだけの『お作法』にすぎないことが多く，あるいはエキスパートコンセンサスと呼ばれる専門家個人の意見が飛び火しただけのものであることが多い．この『お作法』は，いわば何らエビデンス（根拠）のない，いわゆる医師個人の"勘"や"思いつき"というものに従った結果であるが，問題はこの『お作法』には，多くの患者にとって無駄，あるいは不利益をもたらすものであることが含まれているという現実である．つまり，個人の医療行為における『お作法』には，結果として暗黙的に患者に利益をもたらす『良いお作法』ばかりではなく，患者の予後にまったく関係ない，あるいは却って悪くする『悪いお作法』が存在することを知るべきである．さらに，このような『悪いお作法』は，即刻 slender 化するべきである．

医師も，自分の医療行為そのものをすべて正当である，あるいは適切であると信じてやっている者は少なかろう．したがって，そこで生まれる小さな疑問，本当によい『お作法』なのかという命題を検証したいという衝動に駆られるのは必然である．しかし，医師個人の限られた臨床のみでは，上記のような疑問を解決できるほどの症例数を集めて検証することは不可能である．

そこで，このような臨床におけるちょっとした疑問を解決する手段として，大規模無作為比較試験（RCT: randomized controlled trial）がある．つまり，対象となる症例選択の条件を設定し，医師個人では一生かかっても経験できないような症例数を皆で集めて，比較検討して結論を得るものである．実は，この大規模試験で得られた結果のみが，エビデンスと呼べるものである．つまり，一言でエビデンスと言っても，「きっと，こうなるだろう．こうなるに違いない」と病態生理から考えられた理論的な根拠（背景）はエビデンスに含めることができず，また，上記の臨床的経験より得られた『お作法』（印象や思いつき）もとてもエビデンスと呼べる

代物ではない．百歩譲って，それらを仮にエビデンスと呼べたとしても，その価値は低く，最下位ランクのエビデンスと言わざるを得ない．繰り返すが，大規模試験で得られた結果のみがエビデンスと呼べる高いレベルのものである．

エビデンスに基づいた医療（EBM）って何？

多くの大規模試験から得られたエビデンスが蓄積されると，「この得られたエビデンスに基づいて医療を行おう」ということになる．これが，EBM（evidence–based medicine）である．

しかし，ここで忘れてはいけない教訓がある．それは，物議を醸したことで皆の脳裏に刻まれた，高血圧に対するアンギオテンシン受容体拮抗薬のエビデンス捏造事件である．詳細は周知のことであり割愛するが，ここで強調しておきたいことは，決して"エビデンス＝患者にとって正しい有益な医療をもたらす結果"であるとは限らず，常に個々のエビデンスを吟味する批判的な眼が臨床医には必要であることである．

さらに，エビデンスに基づいたEBMを行う際に注意したいことは，大規模試験での対象が，例えば年齢，人種や医療経済の程度，手技などの正確さや，ときに国民性，企業の利益誘導の程度など，エビデンスには多くのバイアスがかかっていることである．特に，欧米のエビデンスを盲目的に導入してわが国のEBMとすることは，危険が大きいことが多々ある．エビデンスを紐解くとき，我々は大規模試験の解析に耐え得る統計という手法に精通し，結果の理解に全力を注ぐ必要がある．それは，企業による利益誘導といった"罠"や，エビデンスの服を被った"エビデンスの魔物"に我々は絶えずさらされているからである．

植込み手技における『お作法』とエビデンス

2015年の日本不整脈心電学会からのステートメント[1]によると，ペースメーカーなどの不整脈デバイス治療の手術件数は全国で年間6万件以上と報告されている．このように多くの症例で適用されている治療法であるだけに，デバイス治療に関連した合併症も散見されている．しかしながら，ペースメーカー植込み手技に関するエビデンスは，そのレベルの高いものは少ない．つまり，上記の『お作法』やエキスパートコンセンサスと呼ばれる専門家個人の意見に起因するものがほとんどである．抗菌薬の使用，感染予防に関すること，そして何より時間短縮の有効性など，植込み手技には多くの疑問が山積しているが，信頼性の高い大規模無作為比較試験から得られたエビデンスに基づいているものは少ない．それでも少しずつエビデンスの紐を辿りながら，現時点での見解をこの章では提示することとする．

植込み手技の抗菌薬にエビデンスはあるのか？

デバイス植込み術後の合併症の1つに，デバイス感染症（CDI: cardiac device–associated infection）がある．ペースメーカー本体とリード線は異物であるので，その周囲に細菌感染が起こると非常に難治性となることはよく知られている事実である．

ポケット感染とは，ペースメーカー留置後から本体の周囲に疼痛を伴った創部の発赤，腫脹，

あるいは排膿を認めた場合に診断されるポケット局所の感染である．一方，リード感染は，挿入された静脈内あるいは心腔内リードと組織の接触部分に感染巣を認める場合を言う．

わが国におけるこのデバイス感染の発生頻度に関する調査結果は，中島らにより2016年に初めて報告されている[2]．日本全国129の施設で調査された年間デバイス感染率は1.12％であったが，年間15〜29例のデバイス植込みを行った施設群では，年間15未満，年間30以上の施設群と比較して有意差を認めなかったものの，年間発生率2.11％と感染率が高い傾向を示した．わが国の年間デバイス感染率は，米国の1.61％[3]，欧州の2％以下[4]と比較し，若干わが国のほうが低い傾向にあるが大差のない結果であった．このことから，わが国でも100人につき1人か2人の割合でデバイス感染を引き起こす可能性があると考えてよい．現時点においては，2009年のHRS/AHAエキスパートコンセンサス[5]に従い，感染を合併した際にはリードを含めたすべての異物除去がclass I適応[6]であり必須であることは広く認知されている．しかし，ある程度以上の留置期間を経たリードは単純牽引での抜去は困難あるいは危険なため，何らかのデバイスによる補助が必要となるが，必ずしも経静脈リード抜去は安全な手技と言えないのが現状である．したがって，感染予防が最も重要なことであり，予防的抗菌薬投与がその要件としてまずあげられる．

抗菌薬投与のタイミングには3時点あり，それぞれについて述べる．

▶▶▶❶ 術前予防的抗菌薬投与

抗菌薬の予防的投与は，WHO[7]，CDC[8]とも多くのエビデンスの集積により見解は一致している．最適なタイミングは，皮膚切開開始時に組織中の抗菌薬の薬物濃度が薬効域に達しているときであり，当然これは使用される抗菌薬により異なる．

抗菌薬の第1選択としては，セファゾリンが推奨されており[9]，皮膚切開の1時間前に投与を終えるようにする．セファゾリンがアレルギーなどで使えない場合はバンコマイシンが推奨され[6]，90〜120分前に投与を終了することが求められる．

セファゾリンの予防的抗菌薬投与の有効性は，二重盲検試験で確認されている[9]．ペースメーカーの植込みまたはジェネレーター交換を行った連続1,000人の患者において，1gのセファゾリンまたはプラセボの静脈内投与を手技の直前に行ったところ，プラセボ群に対しセファゾリン群で外科的切開部での感染または手技に関連した全身感染が有意に抑制された（プラセボ群: 3.28％，セファゾリン群: 0.63％，$RR=0.19$; $p=0.016$）．感染の危険因子としては，予防的抗菌薬の不使用（$p=0.016$），初回留置例（ジェネレーター交換と比較: $p=0.02$），術後血腫の存在（$p=0.03$）および手術時間（$p=0.009$）があげられ，多変量解析により，感染の独立した予測因子として抗菌薬不使用（$p=0.037$）および術後血腫（$p=0.023$）が同定された．また，15件の研究（対象3,970人）のメタ解析[10]によると，手術1時間前に投与された抗菌薬使用は，プラセボに比し外科的切開部での感染の発生率を有意に減少させ（$p<0.00001$），さらに術後のみに抗菌薬を投与した場合と比較して，術後感染の発生率を有意に減少させる結果であった〔$RR=0.14$; 95％信頼区間（CI）0.03〜0.60; $p=0.008$〕．したがって，予防的抗菌薬投与は必須である．

❷ 術中・術後抗菌薬追加投与

CDC[8]は，AHA[6]の見解を踏襲し，術中の抗菌薬の追加投与は不要で，術後投与も無効との見解を示している．そればかりか，無計画な予防的抗菌薬の長期投与は，メチシリン耐性ブドウ球菌（MRSA）の増加を意味し，注意喚起されている．ただし，このエビデンスのもととなった試験は，待機的結腸直腸手術に対するクラブラン酸チカルシリンという抗菌薬で得た結果[11]であり，デバイス植込み術ではない．

2018年末にようやく，デバイス植込み術中の抗菌薬の追加投与に関するPADIT試験[12]が発表された．この試験は，クラスター無作為化クロスオーバー試験であり，術前にセファゾリンが投与された標準的治療群と，術前のセファゾリンに加えバンコマイシン，術中にバシトラシンによるポケット内洗浄，そして術後2日間にわたり経口セファレキシンが投与された追加投与群とで，1年間のデバイス感染に伴う入院の頻度で比較された．デバイス留置は28施設で19,603例の患者に行われ，そのうち12,842例はハイリスク患者であった．感染は標準的治療群で99例（1.03%），追加投与群で78例（0.78%）で発生し（オッズ比: 0.77, 95%CI: 0.56〜1.05, p＝0.10），ハイリスク患者において，入院を伴う感染は標準的治療群で77例（1.23%），追加投与群では66例（1.01%）で発生した（オッズ比: 0.82, 95%CI: 0.59〜1.15, p＝0.26）．この試験の結果から，デバイス感染防止に抗菌薬の追加投与はデバイス感染の減少傾向を認めたが有意ではなく，抗菌薬追加投与は必ずしも有効とは言えないことが判明した．しかし，減少傾向を認めたことから，今後個々の症例毎にリスク評価を行い，抗菌薬の追加投与の是非が検討されるようになる可能性があると考える．

❸ 抗菌薬の局所投与

WHO[7]，CDC[8]では一致した意見として，抗菌薬の局所投与も行うべきではないとの見解を示している．しかし，これはエキスパートコンセンサスであると思われる．と言うのも，検索した範囲では，整形外科分野の人工関節手術創に関するもの[13]などを対象とした比較検討試験はあるが，デバイス手技での大規模無作為比較試験は見当たらず，WHO[7]，CDC[8]とも文献の表示がなかったからである．

デバイス感染予防にエビデンスはあるのか？

デバイス感染予防の方法に関して，エビデンスを述べる．前述したように，これがすべて正しいとは限らないが，現時点で手術部位感染（SSI: surgical site infection）のエビデンスに基づいてCDC[8]などで推奨されている考え方である．我々の行っている医療行為には，明らかに誤ったと考えられる『お作法』もあり，slender化すべきである．

❶ 術前の除毛って必要？

以前は，術前にきれいに体毛を除去していた施設が多かったが，現在除毛をルーチン化している施設はほとんどないと思われる．

Tannerらの11件の無作為比較試験を含んだ解析結果では[14]，除毛が手術部位感染の軽減に影響を与えるという明確な結論を得られず，またいつ除毛するのが最善の時期かに関しても十

分な証拠がなかった．したがって，日本人でもよほど毛深くなければ，除毛せずそのままで十分と考えられる．

▶▶▶❷ 皮膚消毒はイソジンでよい？

　術野皮膚の消毒薬として一般的に用いられているのは，ポピドンヨード（イソジン®など），グルコン酸クロルヘキシジン・エタノール（ヒビテン®），そしてオラネキシジングルコン酸塩（オラネジン®）などであるが，そのなかでもWHO[7]ではグルコン酸クロルヘキシジン・エタノールの使用を推奨し，特にカテーテル刺入部の皮膚には，0.5％を超えるグルコン酸クロルヘキシジン・エタノールで消毒することが推奨されている．

　一般に使用されているポピドンヨード（イソジン®など）は，約60秒で大部分の細菌・ウイルスが死滅する．この殺菌作用は，ポピドンヨード水溶液から遊離するヨウ素が持つ酸化作用によるものであるため，遊離ヨウ素濃度が高いほど殺菌力が高まる．したがって，皮膚に塗布後，殺菌力が最も高くなるまで作用時間をおく必要がある．俗に，「ポピドンヨードは乾燥させると殺菌力が生じる」というのは本質的に誤りである．ポピドンヨードの乾燥までの時間である1～2分間を目安にするとその作用時間を稼げることから，そう言われるようになっただけである．つまり，ポピドンヨードを「乾燥させる」ことが重要なのではなく，十分作用させる時間である1～2分間を「待つ」ことが本質的に重要なのである．

　また，ポピドンヨードは有機物によって殺菌力が大きく失活するため，事前にアルコール消毒によって皮膚の脂やタンパクなどの汚れを取り除くことが重要である．さらに，電気的な絶縁性があるため，対極板と皮膚との間に入らないようにする配慮が必要である．

▶▶▶❸ 術野にインサイズドレープを貼る？

　消毒後に，術野にインサイズドレープ（プラスチック粘着ドレープ，外科用フィルム）を貼っている施設があるが，これはデバイス感染に対し予防効果があるのであろうか？　WHO[7]では「抗菌作用があろうとなかろうと，プラスチック粘着性インサイズドレープは手術部位感染防止の目的で使うべきではない」と明確に記されている．これは，乾燥させたほうが接触性皮膚炎を起こしにくいことから，乾燥する前にドレッシングで被覆すると，いつまでも湿った状態になり，接触性皮膚炎を起こすことがあるからである．なお，ポピドンヨードの細胞毒性による組織障害はその添加物の影響が大きいとされている[15]．このため，以前は化学物質排出把握管理促進法の対象物質であるポリオキシエチレンノニルフェニルエーテルが添加されていたが，現在ではラウロマクロゴールに変更されている．

▶▶▶❹ 閉創時の創部洗浄は必要か？

　結論から言えば，①創部洗浄は行うべきである，②37℃に加温された微温湯を用いる，③ポピドンヨードで創部洗浄することは不可である，④抗菌薬は必要ないとされているが，いずれにも明確なエビデンスはない．

　創部洗浄による効果として，術中に溜まった体液や血液，血餅を洗い流すことで術後感染のリスクが低下することが期待される．ただし，デバイス植込み術に関しては，感染ポケットに対する処置として有効であったと報告[16]されているのみで，通常のデバイス植込み術に有効で

あったとする明確なエビデンスは，検索する限りではなかった．

　冷水ではなく37℃に加温された微温湯を用いて洗浄することは，WHO[7]で述べられている．冷水を用いた洗浄により組織の温度が低下し，血流の減少から免疫機能の低下を招くことが危惧されるためであるが，短時間で閉創するデバイス植込み術でどの程度の免疫低下を起こし，デバイス感染予防につながるかのエビデンスがなくわかっていない．

　閉創時の創部洗浄は，生理食塩水だけでなく10％ポピドンヨード水溶液を用いて，60秒間行うこととCDC[8]ではされているが，ポピドンヨードは，有機物があると失活しやすいことから，わが国ではその使用は認められていない．また，閉創時の創部洗浄に抗菌薬は必要ないということは，前項で述べた．

デバイス植込み術に時間短縮は有効というエビデンスはあるのか？

　デバイス植込み術に時間短縮が有効であるとする理由は多岐に及ぶが，ここでは前項に引き続き，感染予防の立場からその有効性を述べる．

　そもそも感染を引き起こす危険因子は，①基礎疾患である心不全や糖尿病，腎機能障害（腎不全）やステロイドによる免疫力低下，抗凝固療法中といった患者側の感染危険因子だけでなく，②ジェネレーター交換や複数経静脈リードの植込みといった植込み術そのものの内容，そして，③早期の再手術，ポケット内の血腫残存といった手技自体の因子も危険因子であり，さらに長時間にわたる手術時間も感染を引き起こす危険因子と報告されている．

　2010年Romeyer-Bouchardら[17]は，心臓再同期療法（CRT）装置を植込まれた患者303人でデバイス感染症の予測因子をCoxモデルによる単変量および多変量解析で検討したところ，独立した予測因子として処置時間（p＝0.002），透析（p＝0.0001），再手術（p＝0.006），デバイスの種類（p＝0.01）の4つが同定された．特に処置時間に関しては，感染症を併発しなかった群の平均処置時間が57.5分（50〜68分）であったのに対し，感染症を併発した群では85.0分（68〜125分）と有意に長時間を要したことが報告された（p＝0.03）．

　個人的な印象では，たかが10分，20分程度の手術時間の延長でデバイス感染が増えるものかと少々穿った見方をしていた．しかし，そこには，何らエビデンスのない『お作法』をしたことで時間が浪費したことや，デバイスの準備不足，術者の経験不足からくる手際の悪さから時間がかかってしまったことなど，指標としてあげられない項目が潜在的に包含した結果であるとも理解できる．よって，"The sooner, the better"はデバイス植込み術においても真実であり，slender化が必要であると考えている．

おわりに

　この章では，デバイス植込み術に関する現時点でのさまざまなエビデンスを示した．これらのエビデンスを実際の診療に活かしていくためには，エビデンスは絶えず検証され日々更新される必要がある．日進月歩の医学において日々開発される新しい治療法や，対象となる症例が常に変化することなどに伴うものであるため，エビデンスはいわば"生もの"である．したがって，ここで提示したエビデンスも，やがては新規の大規模試験によりまったく結果が異なるエ

ビデンスが示される可能性があることを念頭におきたい.

■参考文献

1) 日本不整脈心電学会. メカニカルシース等を用いたリード抜去手術に対するステートメント. http://new.jhrs.or.jp/guideline/statement201505_01/(Webのみ)

2) Nakajima H, Taki M. Incidence of cardiac implantable electronic device infections and migrations in Japan: Results from a 129 institute survey. J Arrhythm. 2016; 32: 303-7.

3) Greenspon AJ, Patel JD, Lau E, et al. 16-year trends in the infection burden for pacemakers and implantable cardioverter-defibrillators in the United States 1993 to 2008. J Am Coll Cardiol. 2011; 58: 1001-6.

4) Bongiorni MG, Marinskis G, Lip GY, et al. How European centres diagnose, treat, and prevent CIED infections: results of an European Heart Rhythm Association survey. Europace. 2012; 14: 1666-9.

5) Wilkoff BL, Love CJ, Byrd CL, et al; Heart Rhythm Society; American Heart Association. Transvenous lead extraction: Heart Rhythm Society expert consensus on facilities, training, indications, and patient management: this document was endorsed by the American Heart Association (AHA). Heart Rhythm. 2009; 6: 1085-104.

6) Baddour LM, Epstein AE, Erickson CC, et al; American Heart Association Rheumatic Fever, Endocarditis, and Kawasaki Disease Committee; Council on Cardiovascular Disease in Young; Council on Cardiovascular Surgery and Anesthesia; Council on Cardiovascular Nursing; Council on Clinical Cardiology; Interdisciplinary Council on Quality of Care; American Heart Association. Update on cardiovascular implantable electronic device infections and their management: a scientific statement from the American Heart Association. Circulation. 2010; 121: 458-77.

7) Leaper DJ, Edmiston CE. World Health Organization: global guidelines for the prevention of surgical site infection. J Hosp Infect. 2017; 95: 135-6.

8) Berríos-Torres SI, Umscheid CA, Bratzler DW, et al; Healthcare Infection Control Practices Advisory Committee. Centers for Disease Control and Prevention Guideline for the Prevention of Surgical Site Infection, 2017. JAMA Surg. 2017; 152: 784-91.

9) de Oliveira JC, Martinelli M, Nishioka SA, et al. Efficacy of antibiotic prophylaxis before the implantation of pacemakers and cardioverter-defibrillators: results of a large, prospective, randomized, double-blinded, placebo-controlled trial. Circ Arrhythm Electrophysiol. 2009; 2: 29-34.

10) Darouiche R, Mosier M, Voigt J. Antibiotics and antiseptics to prevent infection in cardiac rhythm management device implantation surgery. Pacing Clin Electrophysiol. 2012; 35: 1348-60.

11) Cuthbertson AM, McLeish AR, Penfold JC, et al. A comparison between single and double dose intravenous Timentin for the prophylaxis of wound infection in elective colorectal surgery. Dis Colon Rectum. 1991; 34: 151-5.

12) Krahn AD, Longtin Y, Philippon F, et al. Prevention of Arrhythmia Device Infection Trial: The PADIT Trial. J Am Coll Cardiol. 2018; 72: 3098-109.

13) Ali M, Raza A. Role of single dose antibiotic prophylaxis in clean orthopedic surgery. J Coll Physicians Surg Pak. 2006; 16: 45-8.

14) Tanner J, Woodings D, Moncaster K. Preoperative hair removal to reduce surgical site infection. Cochrane Database Syst Rev. 2006; 2: CD004122.

15) 岩澤篤郎, 松村有里子. 生体消毒薬の抗微生物効果と細胞毒性. 医療関連感染. 2016; 9: 1-13.

16) Lakkireddy D, Valasareddi S, Ryschon K, et al. The impact of povidone-iodine pocket irrigation use on pacemaker and defibrillator infections. Pacing Clin Electrophysiol. 2005; 28: 789-94.

17) Romeyer-Bouchard C, Da Costa A, Dauphinot V, et al. Prevalence and risk factors related to infections of cardiac resynchronization therapy devices. Eur Heart J. 2010; 31: 203-10.

Chapter 4 外科医の立場からみた創の作り方と縫合の方法

◆Author◆ 高橋病院 循環器科・心臓血管外科 中嶋俊介, 高橋玲比古

皮膚切開

永久ペースメーカー植込み術においては，皮膚切開線は鎖骨に平行なラインにすることが多いと思われるが，我々は消毒前に体表エコーで鎖骨下動静脈の走行を確認し，穿刺部近傍となるように鎖骨に平行なラインで鎖骨より数 cm 尾側に皮膚切開線を決定している 図1．切開の長さは留置するジェネレーターの大きさに規定されるが，皮下ポケットの大きさも同様に，必要以上に小さな創にこだわる必要はない．皮膚切開はメスを用いて，表皮と真皮の一部まで切開する．

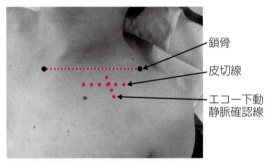

図1 皮膚切開

鎖骨
皮切線
エコー下動静脈確認線

皮下ポケット作成

皮下ポケットの深さは脂肪組織と大胸筋筋膜の間としている．筋膜を 2 層に分けて，筋膜間にジェネレーターを留置できればベストである．しかし症例によっては薄い筋膜を 2 層に分けることは困難なことも多く，いったん筋層にまで入ると止血に手間取ることもある．これらは手術時間の延長にもつながるため，無理をしてまで筋膜を分ける必要はない．いずれにせよ，皮下組織内あるいは筋層内で剥離を行うと，止血に難渋することがあるため，筋膜を大胸筋に残すという感覚で深さを決定している．皮下ポケットの作成は電気メスを用いる．真皮切開の追加を要する際には電気メスは切開モードで，皮下組織は凝固モードを用いるが，いずれにせよ，電気メスでの切開および剥離はメスで切るというより，十分にテンションをかけた部位に電気メスを当てることで組織が開いていくという感覚で行う 図2．開創器を用いてもよいが，慣れれば用指的にもさほど困難ではない．前述のごとく，脂肪がなくなり，薄い膜を被った状態で筋肉がみえれば，それが目的とする層である．その層で全周に剥離を行い，ポケットを作成する．皮下組織と筋膜間を剥離する際，皮膚および皮下組織を頭側や尾側に引っ張ると剥離面がわかりづらいことが多い．良好に視野を展開して剥離層を確認するには，皮膚および皮下組織を天井方向に引っ張り上げることが肝要である 図3．そうすると剥離すべき層が確

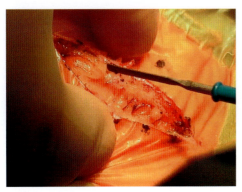
図2 皮下組織切開

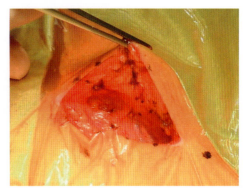
図3 皮下組織剝離

認でき，容易に電気メスで剝離可能となる．剝離層が決定して，ある程度電気メスで剝離したのちには用指的に剝離するが，この際，指が索状物に引っかかることが多い．この場合無理をせず，直視下に電気メスで剝離する．また途中で筋層に剝離面が達してしまうことがあるが，筋膜を残した層に戻って剝離を再開する．この方法で行えば，術中の止血操作も容易であり，術後の血腫形成もほぼ認めない．

閉創

閉創は2層で行っている．脂肪組織の厚い症例では皮下を2層として計3層で閉創することもあるが，2層での閉創で問題になったことはない．1層目は筋膜の一部があれば筋膜および皮下組織を拾って，2-0PDS®（ETHICON）の連続縫合で行っている 図4．2層目は真皮層を4-0PDS®（ETHICON）の連続縫合で埋没縫合にて行っている 図5．2層とも連続縫合を行っているが，縫合部の組織が虚血に陥る原因となるため，決して強く締めすぎないことが重要である．2層とも隙間が空かない程度に創が閉鎖されていれば離開することはない．また結び目の処理に関しては，1層目の結び目は，2層目の縫合の妨げにならないように，皮下組織をくぐらせてから創外へ出すようにする．2層目の最後の結び目は，真皮層に残存した結び目が感染の原因とならないように，皮下をくぐらせてから創外に出すようにしている．吸収糸を用いて埋没縫合を行うことにより，手術時間の短縮につながり，また抜糸の必要もなく，さら

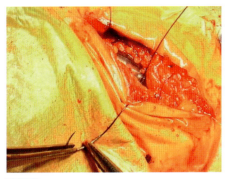
図4 皮下組織縫合

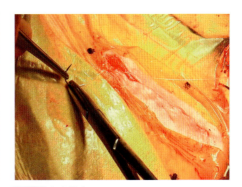
図5 皮膚縫合

に美容上も優れていると考える．縫合終了後に Steri–Strip™（3M™）を貼付する．創部の被覆は厚めのガーゼでポケット全体を軽く圧迫する．抗凝固薬あるいは抗血小板薬を複数内服しており，術後出血の可能性が危惧される際にはハートバンド®（セルヴァン）を用いることもある．

Chapter 5 私のこだわり・あなたのこだわり

Section 1 私のオマジナイ？ あなたの習慣？

◆Author◆
富山県立中央病院 内科（循環器） 音羽勘一
東海大学医学部付属八王子病院 循環器内科 吉町文暢

はじめに

　ペースメーカー手術は広く行われているが，手術の準備，実際の手技，術後管理は，各施設や術者毎に大きく異なる．その"違い/こだわり"はエビデンスを踏まえたもの，各個人の経験に基づくものとさまざまかもしれないが，実際の他施設でどのような手技をしているのか，どのくらい時間がかかっているのかを調査したデータはない．今回は Slender Club Japan のメンバーが所属する施設にアンケート調査を行い，42 施設から御回答いただいた．各施設，術者の詳細な"こだわり"をまとめ，筆者の考察を加え記載する．

デバイス埋込みを行う場所，ポケットの作成位置や部位について

　デバイス埋込みの 78.6％が血管造影室で行われ，デバイスの埋込みは基本的に左を選択する施設が 95.2％であった．透析症例ではシャントの対側を選択する施設が 81.0％，左側を選択する施設は 11.9％であった．
　血管確保は同側上肢が 92.9％，術前造影は 90.5％の施設で行われている．術前造影を行うタイミングを 図1 に示す．

考察： 約 80％は通常の血管造影室での手術であり，陽圧環境でないばかりか，施設によってはドアを開放したまま準清潔区域とも呼べない環境で手術が行われていることがわかった．

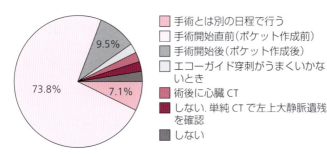

図1 術前造影をするのはいつですか
（42 件の回答）

感染予防のためには，できるだけ手術時間を短縮することの重要性を示すデータの1つである．

非透析患者には「右利きには左シャント」と筆者は習ったのだが，他施設でも同様な教育を受けてきたのではないかと思われる．

透析患者に関しては，透析腕と反対側に入れるが80％，透析腕とは関係がないが10％，透析と同側が10％である．ここに関しては後に諸兄より考察をいただくことにする．

造影をせずにデバイス挿入の位置を決めている施設が20％程度あった．これは術者がそのメリットを感じていないためであろう．しかしリード挿入に適さない静脈走行の患者が一定の割合いるのも事実である〔代表的な左上大静脈遺残はペースメーカー埋込み症例の約0.5％〕．ポケット作成後，穿刺ができないもしくはワイヤーが挿入できないことに気がついたときの代償は大きいかもしれない．

鎮静，ポケットの作成部位，穿刺方法など

鎮静，ポケットの作成部位，穿刺方法を 図2 ， 図3 ， 図4 に示す．穿刺は造影ガイドで行う施設が73.8％，エコーガイド，カットダウンで行っている施設もある．

考察：鎮静をする施設が少ないのは，手術にかかる手技時間が短く，患者のストレスが少な

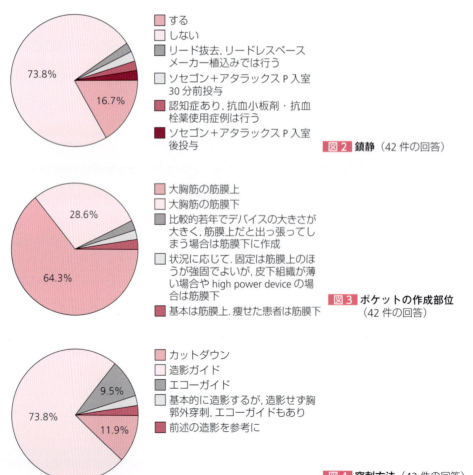

図2 鎮静（42件の回答）

図3 ポケットの作成部位（42件の回答）

図4 穿刺方法（42件の回答）

い手技であると判断しているからで，さらに覚醒後の不穏，興奮，また転倒などに悩まされる場合があるからであろう．リード抜去やリードレスペースメーカーという特殊な状況では，鎮静が行われているのかもしれない．

ポケットの作成部位は約65％が筋膜上である．これは手技が簡便で出血が少ないという理由であろう．30％弱が筋膜下であるが，これは感染を考えてなのであろう．患者の状態によりポケット作成位置を変更するという術者もいた．

穿刺は3/4が造影ガイドである．そのうちの1つに胸郭外穿刺を意識して肋骨の真上から垂直に穿刺する方法があり，筆者は好んで行う．カットダウンが10％強と多めであり，エコーガイドは10％弱に留まっているのは意外であった．外科医師や古くからの内科医師はカットダウンを好む傾向にあり，熟練するとそれほど時間もかからず確実である．エコーガイドが少ないのは，この部分のエコーに医師が慣れていないためであろうか．いずれにしても，大勢を占める意見が正しいとは限らないし，それぞれ意見が異なる分野であろう．

心房リードの留置

リード挿入には通常の conventional sheath を使用する施設が85.7％である．スクリューインリードが69％，タインドリードが31％である．リードは95.2％が右心耳であり中隔を意識している術者は少ない．心房リードの閾値1〜2 mV を目安に留置を行っている施設が多い．

心室リードの留置

88.1％がスクリューインリード，76.2％が心室中隔，23.8％が心尖部留置である．心室リードの閾値1〜2 mV を目安に留置を行っている施設が多い．

考察：心房リードはタインドリードを使用し，右心耳に挿入するという手技が1/3を占めている．これは中隔ペーシングのメリットを感じないためと，手技の煩雑さ，そして何より古典的な手技の安定性であろう．中隔にスクリューインリードを使用して合併症を起こす例もあるため，これは賢明であるかもしれない．むろん，スクリューインリードのメリットを感じている医師が閾値を気にせずにリード先端の向きと固定だけを考えて行っている場合もあるようだ．

心室リードを心室中隔へ留置する手技が多いのは，心尖部ペーシングが心機能や予後を悪化させるという報告によるものであろう[1]．しかし，最近の報告では心室中隔と心尖部で心機能に大きな違いはないという報告もある[2]．心室中隔のリード留置位置は施設毎にさまざまで，本当に有効な位置に留置できるとは限らないからかもしれない．「心尖部以外ならどこでもよい」，「前を向いていなければよい」という囁きを信じることにより，心室中隔ペーシングの効果が目にみえないことも理由の1つなのかもしれない．心室中隔へのリード留置は，ペーシングもしくはセンシング閾値が必ずしも心尖部よりよくない場合もあり，電池寿命を含めた本来のペースメーカー機能を損なう可能性や交換が早くなる可能性も否めない．心尖部リードの合併症としての穿孔は可能性が低くなるであろうが，胸部単純 X 線写真にてリードが前を向いている画像を何度もみたことがあるのは手技が雑でも許される風潮があるように思える．

リード，デバイスの固定と閉創

　リードの固定は 95.2％，デバイスの固定は 92.9％で行われ，そのうち 64.3％が絹糸である．
　皮膚縫合方法は 図5 に示すように連続縫合が 57.1％と多い．皮膚縫合に使用する糸は，図6 のとおり各施設まちまちである．表皮の縫合は，図7 のように埋没縫合が 59.5％と過半数を占める．約 30％は縫合に糸を使用せずステープラーやステリストリップでの固定である．

考察：　絹糸はコストが安く物理的な抵抗値が高いので固定はしやすいが，感染の危険性が高いのも周知の事実である．術者の手技の容易さと感染のリスクのバランスであろうが，64％の施設では前者が勝ると判断しているのであろう．デバイスを固定しない施設もあるが，デバイスが動くことによるリードの移動が多いということはなさそうである．リードの固定をまったく行わない施設が 5％あるが，これもリードの移動が少ないからこそ，習慣として行われているようである．もしも，これらの固定が科学的に根拠のない習慣的なことであれば，固定を止めてもよいのかもしれない．

　表皮の縫合は埋没縫合が多い．これは術後創部の縫合痕が目立たず，抜糸の煩わしさがないことなどの理由で行われているものと推測する．今回のアンケートには入れなかったが，3層

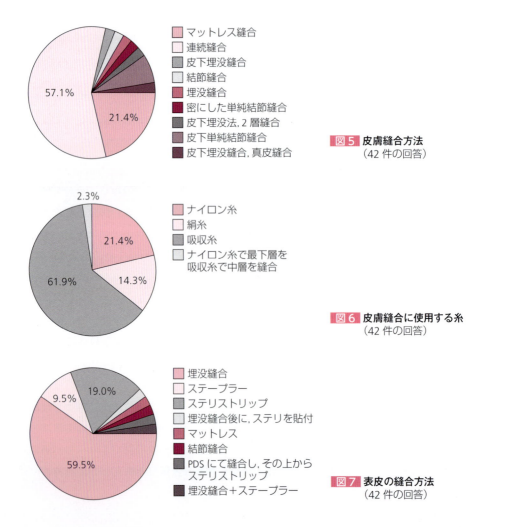

図5　皮膚縫合方法（42件の回答）

図6　皮膚縫合に使用する糸（42件の回答）

図7　表皮の縫合方法（42件の回答）

縫合，2層縫合，1層中縫い＋表面はステープラーやステリストリップのみというパターンがあるように考える．美容的な面，止血効果，感染予防などの観点から，さまざまな方法が行われているように思える．30％程度も表層は縫合しない手技があることを考えると，内層の縫合がよければ，表層縫合は不要な可能性もある．

感染予防策

　ポケットの洗浄を行う施設が59.5％，ポケット内へ抗菌薬散布を行っている施設は7.1％である．点滴や経口による抗菌薬の投与期間は95％の施設が3日以内であった．図8，図9に示す．

考察：ポケット洗浄は生食や微温湯で洗い流すという作業である．血栓などがあると感染源になるという理由かもしれないが，この作業がなぜ必要であるのかが指導されずに漫然と施行していた時期が筆者にもあった．また，抗菌薬の散布も果たしてエビデンスがあるのかどうかが疑問である．

　抗菌薬に関しては，別章で考察されるはずだが，実際には手技の最中に抗菌効果が最高になるような投与法のみが有効であろう．3日間，7日間という意見はその間は保険適応があるからという意味合いなのかもしれない．長期の抗菌薬の投与はマイナスになる点もあることは理解しなければいけないであろう．

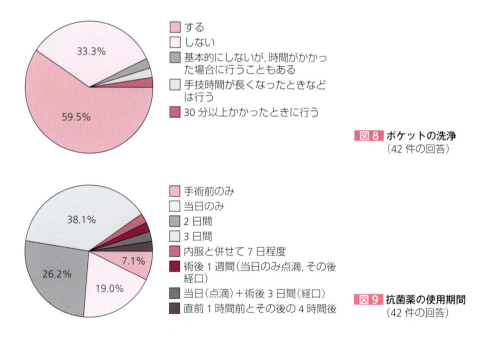

図8 ポケットの洗浄
（42件の回答）

図9 抗菌薬の使用期間
（42件の回答）

術後管理

　術後ポケット部に砂嚢を使用しない施設が81％，図10のように，上肢の可動制限に関しては各施設まちまちであるが，約50％の施設で上肢の可動制限は行わないか，当日のみの制限であった．術後の鎮痛薬は頓用が多く，83.3％の施設が内服で対応している．

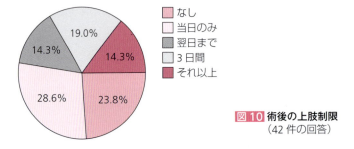

図10 術後の上肢制限
（42件の回答）

考察：驚くべきことに，約20％で術後に砂嚢を使用し，50％の施設で上肢の可動制限が行われているのである．創部の離開や出血予防を目的としているのかもしれないが，創部管理や止血に不慣れな内科医であることが，そうさせているのかもしれない．安静による患者の不利益も考えなければいけないと思う．

鎮痛薬の頓用も多くの症例で処方され，16％の施設が注射による鎮痛であるのにも驚きを隠しきれない．痛みの緩和は大切であるが，鎮痛薬のメリット／デメリットを十分考慮したうえで，薬剤の種類，投与方法を検討すべきであろう．

平均手術時間

DDDの手術時間を図11に，CRTの手術時間を図12に示す．

DDDでは，60分以内に終了している施設は30％以下，120分以上かかっている施設も25％程度あると考えざるを得ない結果である．

CRTに関しては，120分以上かかる施設が30％程度あると思ってよいであろう．これも時間がかかりすぎの印象がある．30分以内という施設はさすがになかった．

各施設や医師の考え方によっては，この時間だけが手術時間であるが，患者にとっては入室

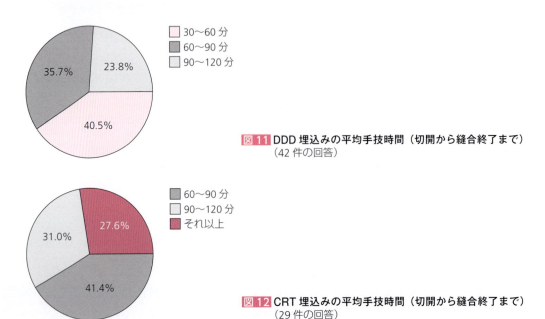

図11 DDD埋込みの平均手技時間（切開から縫合終了まで）
（42件の回答）

図12 CRT埋込みの平均手技時間（切開から縫合終了まで）
（29件の回答）

●Section 2-1

から退室まで，病室で待機している家族にとっては，病棟に戻ってくるまでが手術時間なのである．

おわりに

アンケート結果から，多くの術者が一致して行っていること，バリエーションの多い手技があることが明らかになった．これらの結果をもとに，手技の時間の短縮，無駄な手技の排除，そして手技の標準化と新しいエビデンス構築の一助になれば幸いである．

▶▶▶謝辞

御協力いただいた諸兄にはこの場を借りて御礼を述べさせて頂く．なお，御名前の記載をご承諾いただいた先生方には御施設と御名前を14章の末尾に記載する．

■参考文献

1) Tops LF, Schalij MJ, Bax JJ. The effects of right ventricular apical pacing on ventricular function and dyssynchrony implications for therapy. J Am Coll Cardiol. 2009; 54: 764-76.
2) Cano O, Osca J, Sancho-Tello MJ, et al. Comparison of effectiveness of right ventricular septal pacing versus right ventricular apical pacing. Am J Cardiol. 2010; 105: 1426-32.

Section 2-1 穿刺方法: カットダウン

◆Author◆ 山形県立中央病院 循環器内科 **福井昭男**

橈側皮静脈カットダウン

以前は，鎖骨下静脈穿刺に比べリードの生存率が高いため，橈側皮静脈のカットダウンは頻繁に行われてきた．胸郭外穿刺法が標準となった本邦では，カットダウンが行われることはあまりなく，手技自体をみたことがない医師も多くいると思われる．しかし，穿刺困難例には代替手段として必要なときもあり，慣れれば5分程度でpreparationが可能であり，絶対気胸は起こさないというメリットがある．

手技

開創器で創部を十分に広げて視野を確保する．創部内で大胸筋溝を何度も確認し，そこにみえる脂肪組織だけを直角鉗子で掘っていく **図1** ．脂肪組織以外の部位をいじると出血し，脂肪組織がわからなくなってしまうため，周りの組織に手をつけてはいけない．この点が一番のポイントである．脂肪組織を剥離すると，黒っぽい静脈がみえてくるので，そこからは血管を傷つけないように丁寧に剥離する．血管が単離されたら，直角鉗子ですくい上げ，血管の周り

29

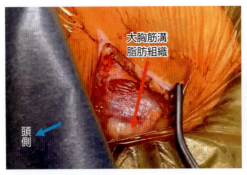
図1 大胸筋溝脂肪組織

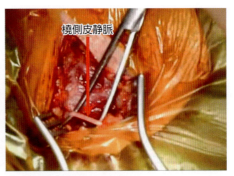
図2 橈側皮静脈の単離

に付着している結合織を丁寧に剝離する 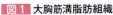．成書では2本の糸をかけ末梢側を結紮すると記載されているが，結紮すると血管が細くなってしまうため，末梢側は結紮しないほうがよいと考える．助手に直角鉗子で血管を固定してもらい，眼科ばさみで血管の1/3程度をカットする．次にカットした部分から，リードのパッケージに付属するベインリフターを入れる．そこから直接リードを挿入しても，腋窩静脈合流部の角度が急峻でリードが進まないことは稀ではなく，そのときはラジフォーカスガイドワイヤー®を血管に入れてシースを挿入する．ガイドワイヤー挿入の際，ガイドワイヤー付属のイントロデューサーを血管内に挿入すると，その後の操作がしやすくなる．血管が細い場合，ガイドワイヤーが入る太さの穿刺針で橈側皮静脈を直接穿刺することにより，かなり細い血管からもリード挿入が可能である．胸郭外穿刺困難時，橈側皮静脈から挿入されたガイドワイヤーがメルクマールになり穿刺が容易になることが多い．

　穿刺困難例の代替え手段としてカットダウン手技を身につけておくことはメリットがあると考える．

Section 2-2 穿刺方法: エコーガイド下鎖骨下静脈穿刺
◆Author◆ 高橋病院 循環器科・心臓血管外科　中嶋俊介

　われわれの施設では皮切前に静脈造影を行い左上大静脈遺残の有無を確認した後，エコーガイドで鎖骨下静脈穿刺を行っている．静脈造影で鎖骨下静脈穿刺を行うことは可能であるが，エコーガイドが静脈造影ガイド穿刺に勝る点は，周囲組織の鑑別が容易である点である．また初心者には直視下に近い状態で静脈内に針を刺入できるエコーガイドがより安全と考えている．

皮切前にエコーで鎖骨下動静脈を確認

　消毒前に体表エコーで鎖骨下動静脈を確認し，穿刺部位を考慮して皮切部位のマーキングを行う．

● Section 2-2

ポケット作成後，エコーガイドで鎖骨下静脈穿刺 図1 図2

　皮下ポケットを作成したのち，直接筋膜上からエコーを行う．鎖骨下動静脈を確認して穿刺するが，針を刺入していくにつれて静脈壁が圧排され，その後，針先が静脈内に刺入されれば，静脈壁の圧排が解除され，かつ針先が静脈内にあることが確認できる．これらの一連の刺入操作をリアルタイムに確認しつつ施行できるので，より安全な穿刺方法と考えられる．

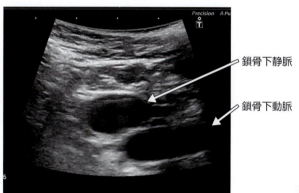

図1 鎖骨下動静脈描出

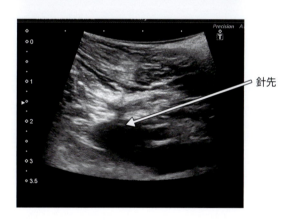

図2 エコーガイド下穿刺

2本目の穿刺

　2本目の穿刺は1本目のガイドワイヤーが目印になるため，容易であることが多い．1本目から数mm内側からエコーガイドで穿刺すれば概ね容易に穿刺可能であるが，ごく稀に穿刺困難なこともあり，この際にはシースを用いて単独の穿刺部から2本のワイヤーを挿入することが可能である．ただし，この方法では刺入部からの出血のコントロールに難渋することがある．その際には刺入部にタバコ縫合をかけて，一時的に刺入部を締めることで対処可能である．

Section 2-3	穿刺方法: 術前に造影する？ —手術とは別の日程で行う

◆Author◆ 聖マリア病院 循環器内科 **大江健介**

静脈造影方法

左前腕に22ゲージ針で点滴ルートを確保し，造影剤20 mL（オイパロミン300），後押しの生理食塩水20 mLを用いて鎖骨下静脈から右心房まで撮影を行う．腎機能が低下している症例は造影剤を10 mLに減量する[1]．事前に心臓カテーテル検査や一時的ペースメーカー留置を行う機会がある症例は，その際に静脈造影も行っておく．待機的入院症例は入院当日に静脈造影を行い，翌日手術としている．

メリット

静脈ルートの狭窄や閉塞，左上大静脈遺残などの解剖学的異常を認めた場合，手術部位や手術方法の変更が必要となる場合がある．当院ではペースメーカー手術の必要物品は症例毎に準備取り寄せをしているため，適切な準備が可能となる．また静脈の高度狭窄や閉塞に対するendovascular therapy（EVT）が必要となった場合，これらの必要物品も常備していないため手術自体が延期となる可能性があり，それを防ぐことができる．鎖骨下静脈アプローチが困難な症例は，リードレスペースメーカーや心外膜ペーシングなどの治療法も提示することができる．

デメリット

静脈造影時と手術時では患者の体勢が必ずしも同じではないため，穿刺の際には静脈の走行は造影時の画像とは完全には一致しない．たとえ大きくずれていたとしてもエコーガイドでの穿刺を行えば問題とならない．もちろん，再度造影をするという方法もある．

■参考文献

1) Mohammed NM, Mahfouz A, Achkar K, et al. Contrast-induced nephropathy. Heart Views. 2013; 14: 106-16.

Section 2-4 穿刺方法: 事前に単純CTで確認をする

◆Author◆ 都城市郡医師会病院 循環器科 工藤丈明

　多くの施設では，ペースメーカー留置前に，左上大静脈遺残（PLSVC: persistant left superior vena cava）の確認の目的で，造影剤を使用しリード挿入部位である左鎖骨下静脈を造影している．しかし当施設では，造影剤は使用せずに胸部単純CTにて事前に評価をしている．

　PLSVCは全人口の約0.3～0.5％に存在すると報告されている[1]．無論，術前にPLSVCが確認されれば，左前胸部からのペースメーカー留置が困難となり，右前胸部へ変更せざるを得ない．しかし，2012年4月から2018年12月の間，当施設における新規ペースメーカー留置302例のうち，PLSVCの確認はなかった．当施設を含む約6年間，約40の自験例では，PLSVCの存在により右前胸部へ変更した例は1例のみであった．これらよりPLSVCの確認のためだけの造影は不要であると考えている．

　単純CTにてPLSVCの確認は十分に可能である 図1 ．また，稀ではあるが，PLSVCが左房へ開口する場合があり[2]，この場合にはCTによる評価のほうがより容易である．

　このように，ほぼ胸部正面方向だけから透視を使用しながら手技を行うペースメーカー留置において，穿刺部から右心房，右心室までの静脈の走行や，右室の解剖を事前に理解したうえで戦略を立てることは重要である．また尾側からみた時，心室中隔が反時計回転している場合や，右室が左室後壁に張り出している場合には，心室リードの留置が困難となり，リードによる心室穿孔のリスクが高くなるために，事前に心臓自体の構造を理解しておくことは重要であろう．

　また，術前の画像診断の際に造影剤の使用が不要というのも腎機能障害のある患者やビグアナイド系糖尿病薬を内服している患者にとっては大きなメリットとなる．

　以上のことから，「ペースメーカー留置前の単純CT」をお勧めしたい．

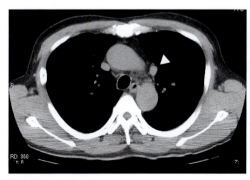
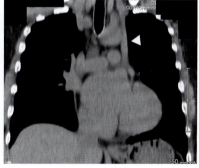

図1 胸部単純CT
矢頭: 左上大静脈遺残（PLSVC）

■参考文献
1) Tak T, Crouch E, Drake GB. Persistent left superior vena cava: incidence, significance and clinical correlates. Int J Cardiol. 2002; 82: 91-3.
2) Campbell M, Deuchar DC. The left-sided superior vena cava. Br Heart J. 1954; 16: 423-39.

Section 2-5 穿刺方法: 静脈造影ガイドの穿刺

◆Author◆ 安城更生病院 循環器内科 **植村祐介**

本項では，Section 1のアンケートからもデバイス植込みの穿刺において最も広く行われていると考えられる，静脈造影ガイドの腋窩静脈胸郭外穿刺について解説する．

手技の実際

(1) 造影剤10～20 mLを同側の点滴ルートから注入し，生食で後押しもしくは点滴ルートを全開にして撮影する．リード固定される際の屈曲によるストレスを考慮すると，直角に穿刺するよりも45～60°程度は角度をつけて穿刺するのが望ましく，(3)のように透視下でまっすぐ穿刺するのであれば，最初から30～45°程度同側斜位での撮影を行うと造影とのずれがなくなる．
(2) 腋窩静脈が第一肋骨を通過する 図1A の赤色部分が，穿刺ポイントとなる．
(3) 第一肋骨の外縁を皮膚への刺入点とし，第一肋骨の幅のなかで鎖骨にかからないよう，まっすぐあるいは静脈に沿って中枢側に向けて針を進める（穿刺針につけるシリンジは，プランジャーの十マークがみえるものにすると，穿刺針の方向が合わせやすい）図1B ．
(4) 透視画面で針の方向をみつつ逆血を確認しながら針を進める．逆血が確認できないまま穿刺針が肋骨に当たったら，内套を抜いて手元をみつつ逆血を確認しながら引いてくる．
(5) 1本目のワイヤー挿入後は，そのワイヤーをガイドにして，第一肋骨上で同様に穿刺を行う．

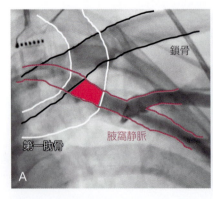
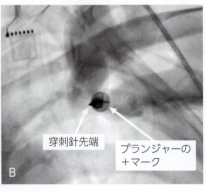

図1 腋窩静脈の解剖と穿刺法

腋窩静脈と鎖骨や第一肋骨との位置関係は必ずしも一定ではない[1]．また本法では，静脈弁の存在や位置も確認でき，穿刺やその後のワイヤー操作の一助にもなる．植込みの左右を変更する必要のある場合として，左上大静脈遺残や静脈閉塞が診断可能であるが，これらの頻度はいずれも1%未満と低い．左右の変更を要するとしても，穿刺やポケット作成前であれば，消毒をやり直すという手間はかかるものの，患者の侵襲にはならないと考えられる．また本法の穿刺は，肋骨の上を穿刺するため気胸のリスクは限りなく低く，安全性も高い．ただし，透視下での穿刺となるため，術者の被ばくには注意が必要である．

■参考文献

1) Vurgun VK, Candemir B, Gerede DM, et al. Extrathoracic subclavian-axillary vein location and morphological features over the first rib for pacemaker and defibrillator lead implantation. Pacing Clin Electrophysiol. 2018; 41: 927-32.

Section 3-1 閾値にどこまでこだわる？：こだわらない！

◆Author 湘南鎌倉総合病院 循環器科 飛田一樹

はじめに

今回，閾値にこだわらないというテーマで題をいただいた．少し語弊があるかもしれないが，どんな値でもよいというわけではなく，0.5 V以下の最良の値にこだわりがないというスタンスである．閾値については，①術中何回チェックするか，②最終の値，の2つが術者の差異（こだわり）としてあげられると思う．以下に筆者のこだわらない理由とポイントを述べていく．

術中のチェック

筆者は基本的にスタイレット抜去後の留置直後とジェネレーターに接続前後の2回しか測定していない．他には，スクリューインする前，スタイレットを抜く前，などがチェックするポイントだろうか．チェック回数が増えると，手技時間が長くなり，ひいては感染のリスクにつながってしまうため，必要最小限としている．

閾値についてはさまざまな要素が関与しており，

- リード先端の接地圧
- スクリューの食い込み深度
- 心筋との角度
- 留置による炎症の程度
- リードのたわみ
- スクリューかタインドか

などがあげられる．スクリューインを行う前やスタイレットを抜く前だと，リードのチップの当たりの強さや角度が変わるため，前後で大きく閾値が変わる症例を経験する．これは，特にFINELINE II™（Boston Scientific社）やSelect Secure™（Medtronic社）のようなフィックスドスクリュータイプのリードに特に顕著である．また，時間経過による改善も見逃すことはできない．スクリューリードは留置した部位の炎症が治まってくることでデータが改善することは多々経験するし，タインドリードでも，櫛状筋や心筋線維との密着が拍動でより強固となり，少しずつ閾値が下がることがある．ジェネレーター接続の前か後かだが，可能であれば無線で接続後にチェックを依頼している．各社閾値や波高値の測定アルゴリズムが異なっているため，長期のことを考えると，ジェネレーター接続後の値が重要である．

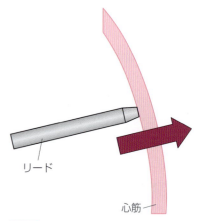

図1 心筋とリードの接地についての図
スタイレットの有無，リードのたわみ，スクリューかタインドか，角度などに依存しており，最終的なデータはスリーブを固定するまでわからない．

最後に，最終的なリードのたわみも重要である．たわみをつけることでリードの先端の状態だけでなく，心拍動や三尖弁の影響も強く関与するようになる．過度なたわみはリード断線の原因となるため控えるべきだが，あまりたわみをつけないのも呼吸性変動にてリードが脱落する可能性がある．特に，亀背となっている高齢女性や，無名静脈から上大静脈の蛇行が顕著な症例では，立位や座位のときにリードの走行が大きく変わることがある（余談だが，以前は術中に深呼吸をしてもらって確認していたが，翌日のX線所見に反映されないため，筆者は施行しなくなった．したがって，当院では全例浅い鎮静を行っている）．たわみをつけたデータが悪ければ，結局同部は長期的には使用できない部位となるため，採用はできない．

上記の理由から，ある程度の最終データが予測できるスタイレット抜去後の留置直後とリードの走行も含めた最終確認であるジェネレーター接続前後の2回を，筆者のチェックポイントとしている．

最終の値

前述のように，筆者は0.5 V以下にこだわっていない．Micra™（Medtronic社）は閾値と電池寿命が反比例するが，通常のデバイスはペーシング出力は2.5 Vを超えると電池寿命に影響が大きくなる．そのため，1.0 Vマージンが取れる，1.5 Vが看過できる閾値と考えている．しかし，閾値は低いほうが電池寿命が延びるのは変わりがないため，下記のような条件でさまざまに変化する．

- 予想されるペーシング率
- 原疾患
- 心筋の障害の程度（開心術後か心筋梗塞後かなど）
- 年齢

例えば，洞不全症候群で失神予防でのDDDペースメーカーを移植した場合，心房の閾値が大事だが，ペーシング率はそれほど高くないので，1.5 V前後でも許容できる．むしろ，年率7％で房室ブロックに移行するとの文献もあるため，心室の閾値は1.0 V以下になるように選択している．また，大動脈弁置換術後の症例では，心房の閾値は非常に悪いことが多い．あまりこだわりを持って長時間の手術を行うと，デバイス感染症どころか置換弁の感染につながりかねない．そのため，ある程度の時間を粘って閾値が1.0 V以下とならなければ，それまでに最も良好であった部位を採用としている．

年齢も大きな要素だ．若年の場合は，長期に同リードを使用し続けることになり，長い年月でデバイス感染症になる可能性もあるので，留置位置や閾値に大きくこだわる．一方，高齢者の場合は，侵襲や感染の観点から，手技時間の短縮が重要となる．さすがに2.0 V以上では終了できないが，2〜3回留置をし直して1.5 V程度であれば，いたずらにやり直すよりは同部を採用とする．

以上より，こだわる状況もいくつかあるが，基本的には1.5 V以下の閾値が取れていれば，筆者にあまり大きなこだわりはない．

最後に

最良な閾値にこだわらない理由を，上記に述べさせていただいた．ペーシングデバイスの移植はデータだけではなく，リードの位置・たわみ，患者背景，ジェネレーターなどの全体のバランスが重要である．バランスの取れた手技を目指せるよう，データにこだわりすぎない姿勢も重要と考え，この項を終える．

Section 3-2 閾値にどこまでこだわる？：こだわる！

◆Author 石巻赤十字病院 循環器内科 **山中多聞**

リードの留置部選択に際し，閾値にこだわる理由は：

閾値の良好な部位を選択すること＝解剖学的に望ましい部位を選択することが成り立ち，その結果長期の電池寿命が保証され，適切なペーシングによって患者の予後の改善につながる．この仮説が大部分の症例において成り立つと考えるからである．

具体的には：

▶▶▶❶ リードスクリュー前の閾値へのこだわり

解剖学的に良好な部位か？　正面，左右2方向から透視にて確認することが必須である．そのままスクリューする意見もあるが，筆者は一定の検査をお勧めする．その理由として，解剖上良好な部位にあっても閾値の悪い症例が存在すること，スクリューはできれば1回で終わり

にしたいこと（逆に術時間の短縮にもつながる）があげられる．

スクリュー前測定は，スクリューの際に先端がずれることもあり，あくまでも目安ではあるものの、スクリューするかどうかの参考には十分になり得る．波高値はスクリュー前後で大きな変化なく、閾値はおおよそ半分になることが多い．実臨床では心房も心室も 1.5 V でキャプチャーすることを確認してからスクリューしている．ただし，時間をなるべく短くするために，臨床工学技士とも相談し，細かな閾値測定は施行せず，2.0 V で開始してすぐに 1.5 V に下げてキャプチャーできるなら OK としている．

▶▶▶ ❷ リード固定に進む際のこだわり

慢性期にリードの閾値がよいことのメリットは：

- ペーシング出力を下げることが可能となり，電池寿命の延長 **表1** ．
- 術後ペーシング閾値上昇に対して出力調整による回避の予備範囲が広い．
- 術後単極ペーシングを実施せざるを得なくなった場合にポケット部の筋肉のトゥイッチングが発生する出力とペーシング閾値の間でのペーシング閾値に対するマージンをとりやすい．
- 条件つき MRI 撮像可能デバイスでの MRI 撮像可能条件のペーシング閾値（通常閾値 2.0 V 以下）に対して，マージンがある．

閾値が良好なことに一番メリットを感じるのは電池寿命と思われる．閾値は低ければ低いほどよいが，1 つの目安として，出力として電池電圧を上回る電圧設定（機種ごとに違うが，おおよそ 2.8 V 近辺）にした場合，倍電圧回路（昇圧回路）が働くことにより消費電流が増えるため電池消耗が激しくなる．閾値と出力のマージンを倍（閾値 1.0 V であれば出力 2.0 V）と考えると閾値の目標値は 1.0 V となる．

スクリュー直後に閾値が悪化する症例も認めるが，時間経過によってペーシング閾値が低下することを多くの症例で経験する．そのため透視像において位置が許容される場合は 5 分待ち，再度測定する．

また，解剖学的に留置の望ましい部位＝閾値の良好な部位が成り立たない症例（心筋症，心拡大の進んでいる心不全症例，開心術後）の場合は数カ所の候補位置で閾値などの測定をしたうえで，患者の年齢，疾患の予後，推定ペーシング率，電池寿命（電池交換の回数）を検討し，

表1 ペーシング率と電池寿命の 1 例

ペーシング	不整脈イベント前 EGM 保存	500Ω ペーシングインピーダンス		600Ω ペーシングインピーダンス		900Ω ペーシングインピーダンス	
		2.5 V	3.5 V	2.5 V	3.5 V	2.5 V	3.5 V
DDD, 0%	Off	11.8	11.8	11.8	11.8	11.8	11.8
	On	11.6	11.6	11.6	11.6	11.6	11.6
DDD, 15%	Off	11.2	10.6	11.3	10.8	11.4	11.0
	On	11.0	10.4	11.1	10.6	11.2	10.9
DDD, 50%	Off	10.0	8.6	10.3	8.9	10.7	9.7
	On	9.9	8.5	10.1	8.8	10.5	9.5
AAI⇔DDD（MVP モード）心房 50%, 心室 5%	Off	10.8	9.8	10.9	10.1	11.2	10.5
	On	10.6	9.7	10.7	9.9	11.0	10.4
DDD, 100%	Off	8.7	6.7	9.1	7.2	9.8	8.2
	On	8.6	6.6	8.9	7.1	9.6	8.0

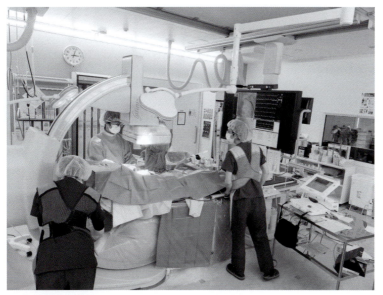

図2 閾値チェック写真
閾値測定に際しては，術前に臨床工学技士と相談し，必要なチェック，目標値などを提示し，測定を短時間に済ませる．

さらに留置部位の選択において，測定値の妥協が必要な場合もある．

▶▶▶ ❸ 波高値のこだわり

心房リード：P波については低めを許容せざる得ない場合もある．目標値は 1.5 mV 以上ではあるが，それ以上に波高の安定化が求められる．

心室リード：R波は慢性期のR波減高を考慮すると最低 5.0 mV の波形は必要である．5.0 mV 以上の波高値が取れない際は位置の変更を検討する．

閾値などの測定については，術時間の適正化の観点からむやみにこだわり，時間をかける必要はないと思われる．しかしながら，閾値へのこだわりは患者の予後へのこだわりである．こだわりの理由，必要性，妥協点，患者ごとの状況を考え，助手，外回りのスタッフ，臨床工学技士と情報共有したうえで必要なこだわりは持っているべきと考える　図2．

Section 4-1　Tined or Screw: 心房リードは Tined です

◆ Author ◆　原三信病院　循環器科　山本光孝

我々の施設では現在，心房リードは全例 Tined を用いて，右心耳に留置している．ここでは安全性，手技時間および予後について考察したい．

安全性

Screw のほうが dislodgement の観点からは利点があるが，心外膜合併症（心外膜炎，心嚢液貯留，心タンポナーデ）や穿孔・心房穿孔は多いとされている．右心耳への Tined と Screw の RCT では Tined のほうがペーシング閾値が低く，その効果は 1 年後まで続く．透視時間は有意に Tined が短く，dislodgement は 2％であるが，Screw は心外膜合併症が 6％との報告がある．

右心耳は解剖学的に 2 つの部位に分けられ（saccular RAA，antral RAA），特に antral RAA は上行大動脈に近接している．この部位の Screw リード穿孔は致命的な合併症につながる可能性があるため避けるべきである．

生理的心房中隔ペーシングと予後の関係

理論上，心房中隔ペーシングが心房細動の発生を抑制する可能性を示す論文はあるが，生命予後を改善するという明らかなデータは現時点で示されていない．

手技時間

いかにデバイスが進化したからといって，望ましい心房中隔にスクリューを設置するのは簡単ではなく，明らかに時間を要する．心房内にあらかじめ形状記憶されているリードを挿入後スタイレットを抜去すれば右心耳に設置でき，wiper 運動を確認後すぐに測定を開始できる．その結果，明らかに手技時間が短く患者さんに対する侵襲は低くなる．右心耳への Screw は手技時間が短いという報告もあるが，自験例ではほとんど変わらない．

以上の理由からどうしても心房中隔ペーシングが必要な症例を除き，心房リードは右心耳への Tined で必要十分であると考えている．今後 Screw の安全性が向上し，心房中隔ペーシングのエビデンスが構築された場合は strategy を再考する必要がある．

■参考文献

1) Sadamatsu K. Complication of pacemaker implantation: an atrial lead perforation. IntechOpen. 2011. doi: 10.5772/13854
2) Zoppo F, Rizzo S, Corrado A, et al. Morphology of right atrial appendage for permanent atrial pacing and risk of iatrogenic perforation of the aorta by active fixation lead. Heart Rhythm. 2015; 12: 744-50.
3) 須賀 幾. 心房 Alternative site pacing. Therapeutic Research. 2010; 31: 178-84.
4) Tanaka M, Kanae S, Maki-Oi M, et al. Comparison of the influence of right atrial septal pacing and appendage pacing on an atrial function and atrial fibrillation in the clinical situation. J Atr Fibrillation. 2016; 9: 1435.

Section 4-2 Tined or Screw: 心房リードは Screw です

Author 石巻赤十字病院 循環器内科 **山中多聞**

　心房リードの選択としては Tined 型リード，Screw 型リードの 2 種類がある．心房リードの選択においては術者の好みもあるが，両者の違い，長所，短所を理解する必要がある．

　Screw リードの長所としては，①リードの固定が確実である，②目標とする部位を狙って固定できる，③術後の dislodgement の頻度が少なく術後安静が短縮できる，④リード抜去が必要となった際は内科的処置が比較的容易である，があげられる．一方で，短所として Tined 型リードと比較し，①穿孔（心タンポナーデ）発生の可能性がわずかに高い，②手技が比較的難しい，があげられる．

　患者側の問題として，Screw 型リードが推奨される場合として，①心筋変性が著しく，心耳でのペーシングが不良となる可能性のある症例，②開心術後，③心房中隔 pacing を術前より予定している症例，がある．そのような場合には，中隔（低位，高位）を留置部位として選択できる Screw 型リード選択にはアドバンテージがあるかと思われる．

　Screw 型の問題としては，①穿孔（心タンポナーデ）に対する懸念，②手技としての不慣れな面がある，が多いようである．

▶▶▶ 穿孔の危険性をより少なくなるための手技の tips

- どこに screw するか？　選択肢は右心耳，右房自由壁，高位心房中隔，低位心房中隔がある．筆者は特殊な状況を除き，右心耳を第 1 選択としている．理由は位置の同定を透視にて決定するが，右心耳の位置の同定に慣れている側面がある．J 型スタイレットを挿入し，wiper 運動する部位を選択するが，Tined 型リードと比較し，wiper 運動がわかりにくいときがある．Screw 部位としての位置は基本的には Tined 型リード留置部位と同じ場所が第 1 選択と考えている．
- 正面，RAO，LAO の 3 方向で必ず確認する． 図1～3 で示したようにリード先端が自

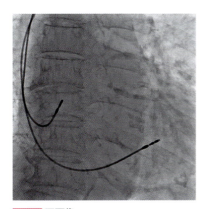

図1 正面像

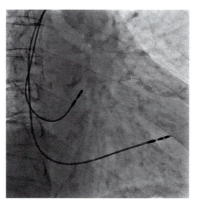

図2 RAO 30°像

由壁側に向いていないこと，後方を向いていないことを確認する．慣れるまでは右房造影施行し，解剖学的に右房構造を把握することを検討してもよいと思われる．

- Screw 前のチェックにて大きな傷害電流が出ていないこと（出ている際は強く押しつけすぎの可能性がある）．
- 可能な範囲ではあるが，1 回での screw で終わらせること．頻回に screw した際は心筋損傷，穿孔の危険性が増す．
- screw-in の際，スタイレットを 1〜2 cm 抜いてから screw すること．
- 必要回転数以上に screw しないこと（心筋組織を巻き込んで，さらに深く挿入される可能性がある）．透視をみて，どうしてもあと 1 回転となりやすいが，拡大透視下にて screw の突出を確認した時点で screw の回転を止めること．リードに回転トルクが残ると後々，穿孔する危険性がある．
- 必要十分なたるみを作る．深呼吸時のリードの走行をみて，立位での位置を想定し，たるみを作る．その際，急激に引っ張る，押し込む行為は穿孔の危険性が高まる．

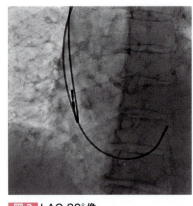

図3 LAO 30°像

　Screw 型リードは Tined 型に比較し，手技の複雑さが多少あるが，慢性期のメリットは大きいリードと考える．リードの選択の際に術者の慣れだけではなく，長期的にみて患者にどちらのリードのほうがアドバンテージがあるか検討し，選択していただけたらと考える．

Section 4-3　Tined or Screw: 心房リードの Tined と Screw の葛藤

◆Author◆　湘南鎌倉総合病院 循環器科　**飛田一樹**

はじめに

　心室リードについては，Tined と Screw の比較試験がある．機能的にはどちらも有意差がないとの結果が多いが，リード抜去も考慮すると複雑となる．ところが，2019 年の時点で心房リードの比較試験はない．筆者は実は Screw のほうを好んでいるのだが，当院での方針も交え，Tined と Screw の対比を述べる．

それぞれの特徴

仔細に関しては前項の先生方の記事に譲るが，簡単に違いを説明する.

Tined の場合は，当初からある程度のカーブがついており，右心房の櫛状筋に引っ掛けるような形で留置する. 多少押しつけると心筋と並行に電極が接するため，良好なデータが得られやすく，穿孔のリスクも低い. その反面，留置位置はリードのカーブと心筋の性状に依存しており，比較的限定されてしまう.

一方，Screw の場合は，スタイレットの形状やガイディングカテーテルの形状で留置位置を選ばず，たわみについても先端が固定されているため，比較的自由度が高い. しかしながら，穿孔が最大の合併症である. Screw のヘリックスは心房壁の厚さよりも大きいため，無症候性の心嚢液は15％で認めるといわれている[1]. また，自由壁に向ければ血胸や気胸の，高位心房中隔に向ければ大動脈損傷のリスクがあり，実際気胸を起こした症例も報告されている[2]. 当院では約4年（400例）で2例の開胸止血術を要する心房リード穿孔例があり，留意しなければならない合併症である. 幸いなことに，気胸や血胸は認めなかった.

筆者の施設では，ある時期より比較のため，通常のペースメーカーの心房リードは Tined をまず第1選択とする方策を採った. 結果，心房リード穿孔は1例もなかったが，脱落（ディスロッジメント）や固定困難にて5例の Screw への変更を余儀なくされた. これは確率にて1％程度だが，亜急性期の脱落にて再手術となることは，感染の因子にもなってしまう. もちろん，手技の慣れもあるため，各施設で安全に行えるほうを選択することも一法であるが，筆者は留置部位の選択性と固定の観点から，Screw を好んではいる.

リード抜去の観点から

上記のように植込みの際の利点・欠点はそれぞれにあるが，リード抜去のことを考えるとScrew のほうに軍配が上がる. Tined の癒着は数カ月程度で高度となることが多い. 筆者の施設はレーザー・非レーザーの抜去が可能な施設だが，たとえ植込み後1〜2年程度の症例でも，Tined の場合は牽引だけで抜去できないことを覚悟し，通常の抜去のセットアップを準備して臨んでいる（レーザーシースの準備や PCPS のスタンバイなど）.

症例提示を行う. 70歳代の男性で，1年半前に DDD ペースメーカー移植術を受け，その1年後に CRT–P へのアップグレードを施行している. 植込み後感染症にて，ご紹介と至った. 右室リードと左室リードは牽引のみで抜去が可能であったが，Tined である心房リードはロッキングスタイレットを挿入してもまったく動かなかった 図1A, B . 結局レーザーシースを必要とし，完全抜去に成功した 図1C . 抜去後のリードの先端は，明らかに Tined と Screw で癒着の程度が異なっている 図2 . このように，Tined の癒着は高度のことが多く，抜去のリスクが上がることも想定しなければならなくなる.

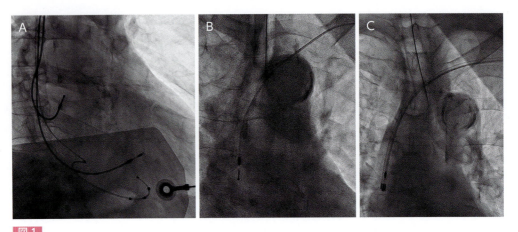

図1
A: 抜去前の全体像，B: ロッキングスタイレットを挿入し牽引している，C: レーザーシースにより抜去を行っている．

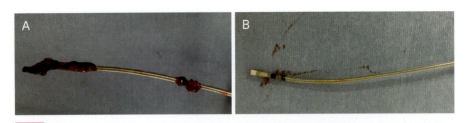

図2
A: 心房リード（Tined），B: 右室リード（Screw），植込み後1年半の症例だが，Tinedのほうが先端の癒着組織は明らかに高度となっている．

おわりに

筆者のTinedとScrewに対するジレンマを述べさせていただいた．穿孔のリスクはScrewのほうがあるが，リード抜去のリスクはTinedのほうが高い．移植のときのリスクか抜去のときのリスクかという話になる．感染のリスクは1％だが，心房リード穿孔による侵襲的介入のリスクは，当院のデータを鑑みても1％よりははるかに少ないだろう．以上から，筆者はScrewを好んでいるのだが，皆様はどうお考えになるだろうか．

■参考文献

1) Hirschl DA, Jain VR, Spindola-Franco H, et al. Prevalence and characterization of asymptomatic pacemaker and ICD lead perforation on CT. Pacing Clin Electrophysiol. 2007; 30: 28-32.
2) Oginosawa Y, Abe H, Nakashima Y. Right pneumothorax resulting from an endocardial screw-in atrial lead in an implantable cardioverter defibrillator system. Pacing Clin Electrophysiol. 2002; 25: 1278-9.

Section 5-1
透析症例のデバイスの植込み位置： シャントの同側

◆Author◆ 日本医科大学千葉北総病院 ME 部 **井村昌弘**

透析症例において，デバイス植込み部位の決定は大きな問題となる．一般的に透析のシャントの作成は利き腕の反対側に作られることが多い．

当院のデバイス植込みの際には左右の静脈の情報を得てから行っている．その際，基本的にはバスキュラーアクセスの反対側からのデバイスの植込みを考慮しているが，血管条件(血栓，狭窄，閉塞，先天性異常，感染など)を鑑みて同側からの植込みを行っている．この場合の植込みの方法として鎖骨上あるいは内頸静脈からのアプローチで施行している．実際，植込み位置に関してはいろいろな考え方があると思われるが，昔からの習慣的要素，施設の特性などもアプローチの方法に影響があると思われる．

デバイス植込みの場合のリスクには血管合併症（血栓症，血管閉塞，上大静脈症候群など）を引き起こす可能性が考えられる．その頻度は29〜79％と報告されている．透析症例のデバイス植込みの場合，もし同側にシャントがある場合だと，通常より多くの血液が静脈側に流入するため静脈圧が上昇し透析が困難になる，出血のリスクの増加，血腫は感染の原因となる可能性があるなど通常のデバイス植込みの場合よりリスクが高い．しかし，適切に管理を行うことにより上記のリスクは軽減できるものと考えている．過去においても8例（AVF 5例，表在化3例)シャントの同側からのデバイス植込みを行った症例において感染の問題も起きていない．狭窄などによって透析に問題が起こったことも経験していない．具体的には我々は透析中の静脈圧上昇などに注意を払ってトラブルの発見に努めている．

しかし，いくら注意していてもシャント閉塞は起こる．そのときに反対側に作り直さざるを得なくなる．また，デバイスのリード・トラブルに際して，静脈閉塞のために反対側からのリード追加を余儀なくされることがあるなどいろいろなトラブルを経験する．

したがって，透析患者のデバイス植込みに関しては植込み時の情報だけでなく日常からの適切な管理がバスキュラーアクセス，デバイス関連のトラブルを予測し，減らしていくことが可能になるのではないかと考えている．

■参考文献
1) Chandler NM, Mistry BM, GArvin PJ, et al. Surgical bypass for subclavian vein occulusion in hemodialysis patients. J Am Coll Surg. 2002: 194: 416-21.
2) 山田 眞，関口茂明，成沢 隆，他．ペースメーカリードの及ぼす静脈への影響 造影所見，病理所見を中心とした検討．静脈学．1994: 5: 57-61.

Section 5-2

透析症例のデバイス植込み位置: シャントの対側

◆Author◆ 岐阜ハートセンター 循環器内科 **大久保宗則**

　デバイス植込みに際して，透析症例もしくは今後透析が必要となる症例に関してはデバイス植込み部位の決定は重要な問題となる．通常，ペースメーカー植込みは左前胸部に植込むことを常としているが，透析のシャントは利き腕の反対側に作られることが多い．すなわち，左腕にシャントが作られることが多いということになる．しかしながら，これまで多く報告されているように，ペースメーカーリードの挿入部位である鎖骨下静脈は慢性期に狭窄や血栓性閉塞となることが多いとされており，同側のシャント閉塞により，透析困難症となり患側上肢のむくみなどの症状が出現することとなる．鎖骨下静脈閉塞に対してバルーン拡張術によりむくみの改善を認めたとの報告や，抗凝固薬，抗血小板薬の使用により閉塞を防いだとの報告も散見されるが，再閉塞リスクもあり推奨されない．

　また，シャント側にリード挿入を行うと急性期には静脈圧が高いため穿刺・手技に伴う出血や止血困難による血腫形成のリスクも高くなるため，それに伴いポケット感染のリスクも上昇する．さらにシャント側にリードが入ることで，慢性期にはシャント穿刺からの感染が発生しやすく，結果的にデバイス感染となる可能性も否定できない．

　以上のような理由により，基本的にはシャント反対側にペースメーカー植込みをすることが極めて基本的大原則と考える．

　このような感染事例を避けるために，長期留置型透析カテーテルの対象患者に対しては心外膜リードの植込みが推奨されている．

■参考文献

1) Haghjoo M, Nikoo MH, Fazelifar AF, et al. Predictors of venous obstruction following pacemaker or implantable cardioverter-defibrillator implantation: a contrast venographic study on 100 patients admitted for generator change, lead revision, or device upgrade. Europace. 2007; 9: 328-32.
2) 石川利之. 慢性腎不全患者におけるデバイス治療. 心電図. 2012; 32: 3405.
3) Arif A, Salman L, Lopera G, et al. Transvenous cardiac implantable electronic devices and hemodialysis catheters: recommendations to curtail a ootentially lethal combination. Semin Dial. 2012; 25: 582-6.
4) Kusztal M, Nowak K. Cardiac implantable electronic device and vascular access: strategies to overcome problems. J Vasc Access. 2018; 19: 521-7.

Section 5-3

透析症例のデバイス植込み位置: 基本的に左側

◆ Author ◆ 北海道循環器病院 循環器内科 **山本　匡**

　維持透析患者のシャント肢がどちらであろうとも，ペースメーカー植込み位置は基本的に左側を選択する．シングルチャンバーでよい症例には積極的にリードレスペースメーカーを使用し，デュアルチャンバーの場合において，基本的に 4 Fr リードを用いた左側からの植込みを選択する．

　シャント側とペースメーカー植込み側が同一であると，感染や鎖骨下静脈閉塞リスクの懸念があるために，これを避ける術者も多いかと思われる．そもそもペースメーカーを植込むと，そのリードによる静脈閉塞は 29〜79％と報告されている[1]ので，透析患者には慎重にならざるを得ない．

　感染に関しては，菌血症になった場合にはシャント側に関係なく右心腔内でリードに疣贅が形成されるので，ペースメーカー植込み位置は関係ないかと思われる．しかし，リードによる静脈狭窄・閉塞が生じた場合には，シャント穿刺による菌の侵入により，シャント肢からその中枢静脈に菌がうっ滞し，リード感染を引き起こす懸念がある．つまり，リードによる狭窄・閉塞のリスク軽減がまず必要ではないかと考える．

　シャント肢の中枢静脈狭窄・閉塞のリスクは，事前のカテーテル挿入などの血管に対する外的ストレス，ペースメーカーリードへの血栓付着があげられるかと思う．シャント肢の静脈血流は，シャントが健全であるならば血流速度は速く，鎖骨静脈内での血液のうっ滞も起こりにくいため，血栓は付着しにくいと考える．しかし，シャントに問題がある場合，例えば人工血管を使用したシャントや閉塞・狭窄を繰り返すシャントであると，中枢静脈への血流速度が低下しており，リードへの血栓付着リスクが増大する．

　シャントトラブルのない患者には，基本的にペースメーカーの植込み位置は左側とするが，シャントトラブルにより中枢静脈への血流速度の低下を起こしたことのある対象者には，右側を選択することがある．

■参考文献

1) 山田 眞, 関口茂明, 成沢 隆, 他. ペースメーカーリードの及ぼす静脈への影響 造影所見, 病理所見を中心とした検討. 静脈学. 1994; 5: 57-61.

Chapter 6 仲間の手技をみてみましょう！

Section 1　DDDの植込み（1）Conventional pacing lead を使用した実

所要時間	時間軸	大区分	小区分	仔細（※はスレンダーっぽいポイント）
		事前準備	準備	入室前に看護師，臨床工学士，放射線技師が機器・器材を準備する． 〈透視装置〉原則的にシングルプレーン 〈器械（切開・縫合セット）〉 図1 ・持針器1本 ・鑷子2本（有鉤1本，無鉤1本） ・鋏1本 ・モスキートペアン 大2本，小2本 ・布鉗子2本 ・金属シャーレ1個（イソジン綿球入れ） ・コップ（金属1個-局麻用，ガラス1個-生食用） 〈ディスポーザブル〉 ・ドレープ（2穴） ・綿球3個 ・ガーゼ10〜20枚 ・10 mL シリンジ，短針，長針 ・ディスポーザブルメス（円刃） ・縫合針（弱弯針2〜4） 図2 ・糸（1-0絹糸，2-0/3-0針付吸収糸 Poly-sorb™） 図3 ・電気メス ・接続ケーブル（ワニ口1ピン）

● Section 1

6-1	DDDの植込み（1） ……………48	6-5	CRT/CRTDの植込み（2）………84
6-2	DDDの植込み（2） ……………58	6-6	Micraの植込み……………………90
6-3	DDDの植込み（3） ……………66
6-4	CRT/CRTDの植込み（1）………72

◆ Author ◆ 小樽市立病院 循環器内科 髙川芳勅

6 仲間の手技をみてみましょう！

図

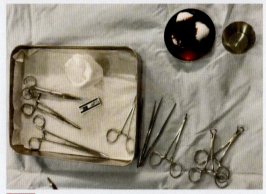

図1

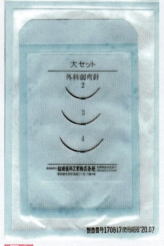

図2

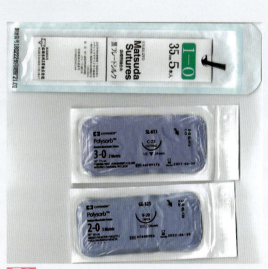

図3

所要時間	時間軸	大区分	小区分	仔細（※はスレンダーっぽいポイント）	
8分	0：00	入室〜準備	入室	上半身のみ脱衣して臥床. モニター電極, 対極板を貼り付ける.	
	0：02		造影	植込み側の鎖骨下静脈を造影 図4. 直前に左橈骨動脈から CAG（冠動脈造影検査）を行った際にシースから鎖骨下動脈も同時造影すると過度に動脈が蛇行し動脈穿刺リスクが高い症例をみつけることができる 図5.	
	0：04		消毒	イソジン綿球で切開部中心に半径 10〜15 cm を消毒 図6. 超高齢者・易感染症 例 で は INTEGSEAL® (Halyard Health) 図7 によるシーリングを追加.	
	0：06		覆布	2 穴ドレープ（大腿穿刺用）で全身を覆い, タイムアウトする.	
		手術開始			
7分	0：08	ポケット作成	局所麻酔	10 mL シリンジと 20 G 針を用いて切開部およびポケット作成部の皮下を 1％キシロカインで麻酔する 図8. 鉤ピンで軽くつまむなどして麻酔効果を確認する.	
	0：09		皮膚切開	円刃で鎖骨下縁から約 2 横指尾側を切開する. 切開長は鎖骨中線を中心に, ジェネレーターと同サイズかやや小さめにする※ 図9.	
	0：10		皮下切開	モスキート鉗子と電気メスで筋膜に達するまで切開・止血する 図10.	
	0：13		ポケット作成	筋膜が露出したら用手的にポケットを作成する 図11. 切開線より頭側にも十分な剥離を行い, 尾側はやや内側に向かって拡げる. ジェネレーターとリードの体積を想定してあまり大きく広げすぎないよう注意する※. 持続性出血は電気メスで十分に凝固止血する.	

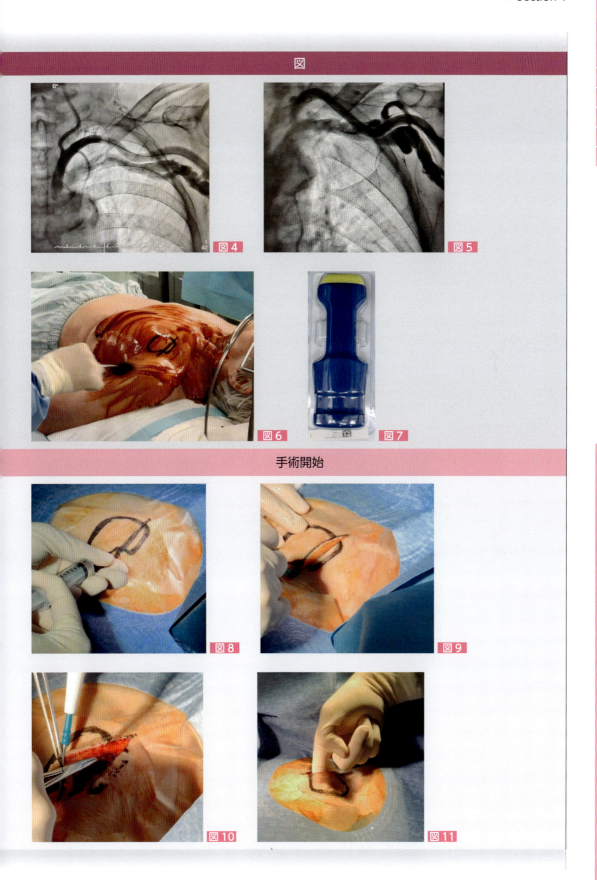

所要時間	時間軸	大区分	小区分	仔細（※はスレンダーっぽいポイント）	
5分	0:15	穿刺～シース挿入	穿刺	造影を参考に，血管走行と術者の経験により鎖骨下静脈穿刺と胸郭外穿刺を使い分ける 図12．動脈と肺を穿刺しないことが第一で，常に穿刺の深さと角度に注意する．逆血の確認には空のシリンジを用いることで，動脈血（明赤色）に気づきやすくなる．抵抗がなければ2本ともシースを挿入する．	
7分	0:20	リード挿入	シース挿入	ストレートのスタイレットを用いてVリード，Aリードを下大静脈まで挿入する 図13 図14．	
	0:23	Vリード留置	位置決定	右室サイズを考慮したカーブの先端1cmをやや背側（中隔側）に曲げたスタイレット 図15 で右室から総肺動脈までリードを挿入し，そのまま小刻みに引きながら肺動脈弁下～心室中隔中部までの位置でリードを少し押し付けてもずれない位置をみつけて固定する 図16 図17 図18．スクリュー前に透視（LAO）でリード先端が中隔（画面右側）に向いていることを確認する．	
	0:26		閾値測定	スタイレットを半分以上抜いてから閾値測定し，1.5 V/0.4 ms以上ならば位置変更する．	

● Section 1

図

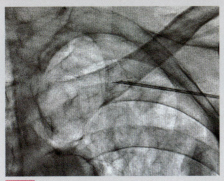
図12

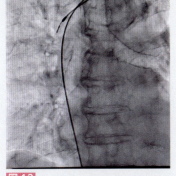
図13

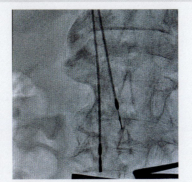
図14

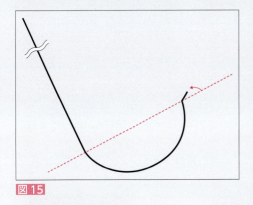
図15

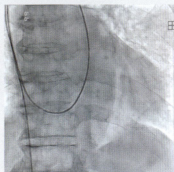
図16

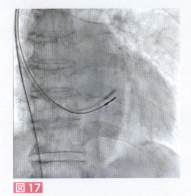
図17

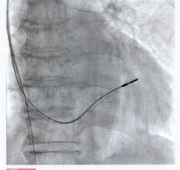
図18

6 仲間の手技をみてみましょう！

所要時間	時間軸	大区分	小区分	仔細（※はスレンダーっぽいポイント）
2分	0:27	Aリード留置	位置決定	開心術後などを除きタインドリードが多い．下大静脈から右房下部に引き上げるタイミングでスタイレットを抜くとリード先端が前方に跳ね上がり，ほとんどの症例で自動的に右心耳内に挿入される．リードに捻じれがあると後で脱落の原因となるため注意する．
	0:28		閾値測定	1.5 V/0.4 ms以上ならば位置を変えてみるが，スクリューリードに比べて位置調整の自由度が低いので，2〜3回入れ直してだめならばスクリューリードに交換する．
7分	0:29	固定	たわみ決定	リードを引っ張らないように注意してシースをピールアウェイした後，透視でリード先端から穿刺部までたわみを確認する 図19．
	0:30		スリーブ固定	リード1本につき2カ所でスリーブを固定する．スリーブは固定可能な範囲でできるだけ奥まで挿入し，1-0絹糸で皮下結合織のしっかりした部分を掬ってから「ゆるめ・ゆるめ・きつめ」で3回結紮すると組織を締めつけない．最初からきつく結紮すると組織が壊死して固定が外れるためリード脱落の原因となる．結紮の上にスリーブを置いて前面でスリーブのスリットが閉じるまで必要十分な力で2〜3回結紮する 図20．残糸はできるだけ短くカットする．スリーブの向きはジェネレーターの位置を想像してリードに無理な角度が加わらないよう調整する．
	0:35		本体接続	リード端子に血液の付着があれば除去し，ジェネレーターに接続する．ピンがしっかり差し込まれた状態でトルクレンチで固定し作動を確認する．

● Section 1

図

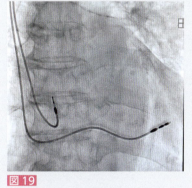

図19

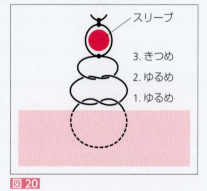

図20

6 仲間の手技をみてみましょう！

所要時間	時間軸	大区分	小区分	仔細（※はスレンダーっぽいポイント）	
2分	0:36	洗浄・収納	洗浄	洗浄は必須としていないが，血餅が多い場合，時間がかかった場合には温生食で洗浄している.	
			収納・確認	余剰リードを巻いてジェネレーターの下になるようにしてポケット内に挿入，1-0絹糸で本体を固定する．スリーブと同様に皮下組織の結紮は強く締めすぎないように注意する．リードを巻く際，タインドリードに捻じれが生じると，時間とともにリード先端に伝わって脱落することがあるので注意する．透視でリードに不自然な屈曲がないか確認する 図21.	
3分	0:38	皮下縫合	皮下縫合	縫合前に，用手的に切開創の上下を寄せてみて，軽い力で創が閉じることを確認する．閉じない場合はポケットを再拡張する．2-0針付吸収糸（Polysorb™）で皮下結合織をできるだけ厚めに単純連続縫合する．最後の結紮は強く締めすぎないように注意する 図22.	
5分	0:41	真皮縫合	真皮縫合	ポケットサイズが適切でしっかり皮下縫合すると，真皮は縫合なしでもぴったり合うことが多いが，念のため3-0針付吸収糸（Polysorb™）で左右から連続皮内縫合して中央で結紮する 図23．ステープラー・ステリテープは使用せず，埋没縫合のため抜糸はない※.	
	0:45		退室まで	ガーゼ2枚を3つ折りにして創部に当てテープで固定．原則砂嚢圧迫はしない．電極リード・対極板を除去し着衣して車椅子で帰室※.	
総合計時間 46分			手技終了		
			退院まで	認知症などで創部を守れない人以外は行動制限なし※．翌朝創部を確認しMSパッドに張り替える.	

● Section 1

図

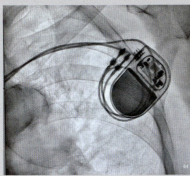
図21

6 仲間の手技をみてみましょう！

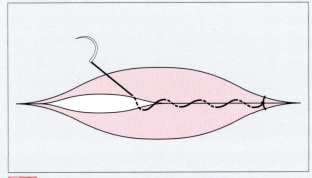
図22

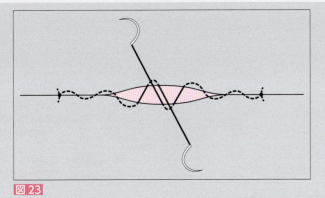
図23

手技終了

Section 2 DDDの植込み(2) Guiding & staylett less leadを使用した実

所要時間	時間軸	大区分	小区分	仔細	
8分	0:00	入室〜準備	準備	必要な物品を看護師，臨床工学士が準備を行い，医師が確認する． 〈器械（ペースメーカーキット）〉 図1 図2 • 持針器1本 • 鑷子2本（有鈎1本，無鈎1本） • 鋏（眼科用1本，クーパー1本，メッツェンバウム1本） • 小筋鈎2本 • モスキートペアン2本 • 布鉗子2本 • 膿盆1 • パッド1 〈ディスポーザブル〉 • アンギオキット （ドレープ，綿球，カップ大2，中1，小1，シリンジ20 mL，10 mL） • メス（丸刀） • 外科用強弯針2本（バネ3） • 糸（2-0ナイロン糸/非吸収糸，3-0PDSⅡ/吸収糸） • ステリストリップ™ • ケーブル • 電気メス • テガダーム™（10×12 cm）（＋デュオアクティブ®ET 7.5×7.5 cm） （• イソジンドレープ）	
	0:03		入室	臥床後に，タイムアウトを行う．	
	0:05		造影	植込み側の上腕静脈を駆血帯で圧迫，10 mLの造影剤を静注し駆血帯を解除．鎖骨下〜腋窩静脈の形態，解剖異常の有無を確認する 図3．	
			鎮静	基本的には鎮静は行っていないが，フェンタニルやソセゴン®を使用することもある．	
	0:06		消毒	クロルヘキシジンエタノール製剤（以前はイソジン®）にて，頸部〜乳首下部までを十分な範囲で消毒を行う．消毒後にアンギオ用のドレープの大腿部を植込み部に当てて使用 図4．イソジンドレープも併用する術者もいる．	
		手術開始			

● Section 2

◆ Author ◆ 東京ベイ・浦安市川医療センター 循環器内科 **奥村弘史**

6 仲間の手技をみてみましょう！

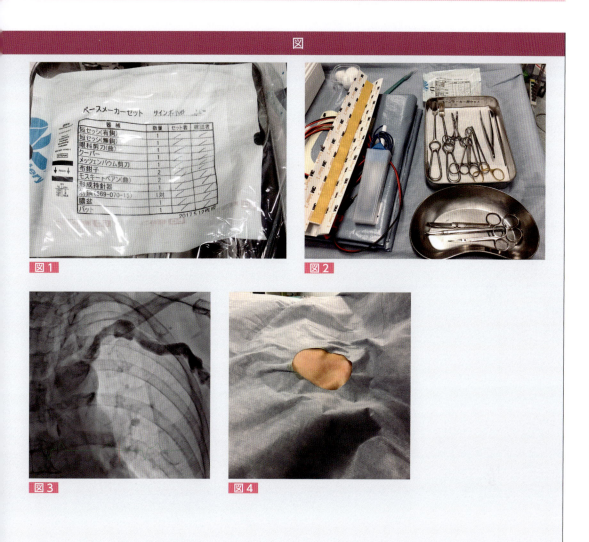

図1　図2　図3　図4

手術開始

所要時間	時間軸	大区分	小区分	仔細
5分	0:08	ポケット作成	局所麻酔	キシロカイン1%を20～30 mL程度使用し，23 Gカテラン針にて皮下から真皮までを十分に麻酔を行う．
	0:09		皮膚切開	鎖骨より1.5～2横指程度尾側で，鎖骨中央線がポケットの中央にくるように（外側によらないように），真皮まで約4 cmの切開を行う 図5 ．
	0:10		皮下切開 ポケット作成	モスキート鉗子で皮下組織をすくい上げて電気メスで切開（凝固と切開1：1混合）を行い 図6 ，筋膜上までたどり着いたら，モスキート鉗子もしくは第2，3指を用いてポケットを形成していく（メッツェンバウムを使用する術者もいる）．切開線の尾側のみでなく，頭側，左右にも少し拡げ，小さな切開線でも十分な大きさのポケットを形成する 図7 ．また出血時には電気メスを使用して止血を行い，woozing出血を認める場合には，ガーゼを入れて圧迫止血を行う．
6分	0:13	穿刺	胸郭外穿刺	第一肋骨より遠位部で，腋窩静脈と肋骨が重なる部位を穿刺し，ワイヤーを2本挿入する．穿刺時は透視をみながら，深く針を進め気胸を作らないように注意する（肋骨の直上に進めれば，気胸の恐れはまずない．穿刺は， 図8 以下の角度で）．
6分	0:19	Vリード挿入	シース挿入	7 Frのピールアウェイシースを挿入し，0.035ガイドワイヤーを用いて，C315デリバリーカテーテルを右室に挿入する．十分に慣れた術者は，直接デリバリーカテーテルを挿入することも可能（slender！）．
	0:20		位置決定	ワイヤーを抜去，S10タイプは心室中隔中部から下部を向いているため，3830 Select Secureリードは容易に至適留置部位に到達する．RAO 30°，LAO 40°にて留置位置を確認し，閾値の仮測定を行い問題なければリード本体を回転させて心室中隔に固定する．
	0:23		閾値測定	1.0 V/0.4 ms以下であれば，デリバリーカテーテル（とピールアウェイシース）を抜去．スリーブの仮固定を行う．

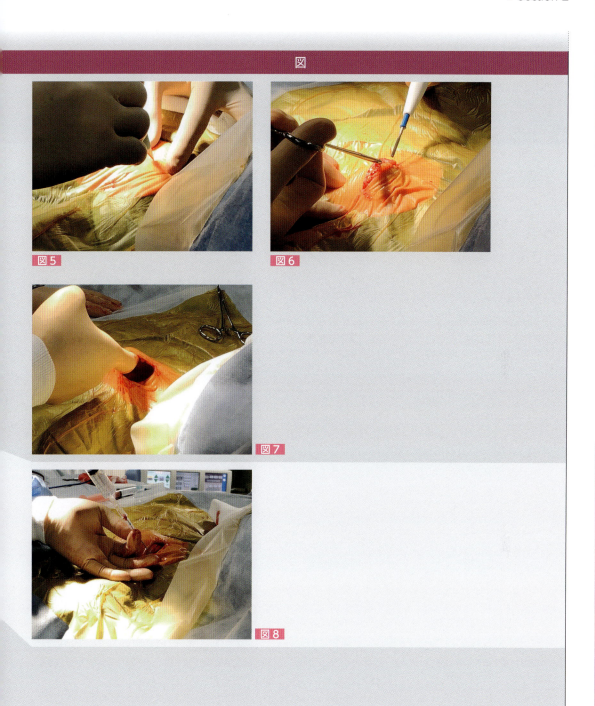

図5 図6 図7 図8

所要時間	時間軸	大区分	小区分	仔細
6分	0:25	A リード挿入	シース挿入	鎖骨下静脈に負担がかからないように 1 本目のデリバリーカテーテル（とシース）を抜去してから，SVC を十分に超える長さ 7 Fr のピールアウェイシースを挿入（直接デリバリーカテーテルを挿入することも可能）.
	0:26		位置決定	0.035 ガイドワイヤーを用いて C315 デリバリーカテーテルを心房下部まで挿入. S5 タイプは心房中隔を向いているため，3830 Select Secure リードは容易に至適留置部位に到達する. LAO 40°にて留置位置を確認し，閾値の仮測定を行い問題なければリード本体を回転させて固定する.
	0:29		閾値測定	1.0 V/0.4 ms 以下であれば，デリバリーカテーテル（とピールアウェイシース）を抜去. スリーブの仮固定を行う.
6分	0:31	固定	たわみ決定スリーブ固定	V リードは弁に強くあおられない程度にたわみを作り，ナイロン糸でスリーブを 2 本以上固定する. 同様に A リードも 1，2 cm 押しつけ固定する 図9. この際，鎖骨下静脈から SVC の蛇行によりリードのたわみが取れてしまうことがあり，注意を要する.
	0:35		本体固定糸	ペースメーカー本体固定用のナイロン糸を筋膜に 1 針かけておく.
	0:36		本体接続	湿らせたガーゼ，乾いたガーゼの順にしっかりリード端子を拭いた後に，リード番号を確認して本体に固定，牽引しても問題ないことを確認する.
1分	（一）	洗浄・収納	洗浄	通常，洗浄は行っていない. 手技が長時間になる場合には，十分な量の生理食塩水で洗浄を行う.
	0:37		収納	止血に問題ないことを確認する. 本体のコネクターが中心部を向き，リードが本体からはみ出ないように，急角度でリードを巻かないように注意する 図10. 先ほど筋膜にかけたナイロン糸でペースメーカー本体を固定する.

● Section 2

図

6 仲間の手技をみてみましょう！

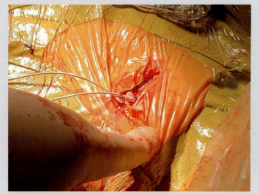
図9

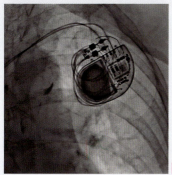
図10

所要時間	時間軸	大区分	小区分	仔細	
3分	0：38	皮下縫合	皮下縫合	鑷子でしっかり真皮をつかみ，切開線より3mm程度上下の真皮同士を吸収糸にて5〜10針の単縫合を行う． 縫合開始前より，ペースメーカーの最終測定も同時に行う．	
5分	0：41	真皮縫合	真皮縫合	筆者は，創の外観がきれいになる連続内皮縫合を吸収糸で行うことが多い 図11． 抜糸は，糸を一端から引き抜くだけで済む 図12 図13．ただし，抜糸不要な埋没縫合を好む術者が多い．	
	0：43		ステリ	ステリストリップ™を創部をすべて覆うように順に垂直に貼付．	
	0：44		デュオアクティブ®ET(テガダーム™)	テガダーム™を貼付し終了．最近は，創傷治癒に適したデュオアクティブ®ETを使用することが多くなっている．抗血小板薬や抗凝固薬を服用中であれば，複数枚のガーゼによる固定を一晩行う．	
	0：45		撮影	AP，RAO 30°，LAO 40°での撮影を行う 図14 図15 図16．	
総合計時間 46分				手技終了	

● Section 2

図

6 仲間の手技をみてみましょう！

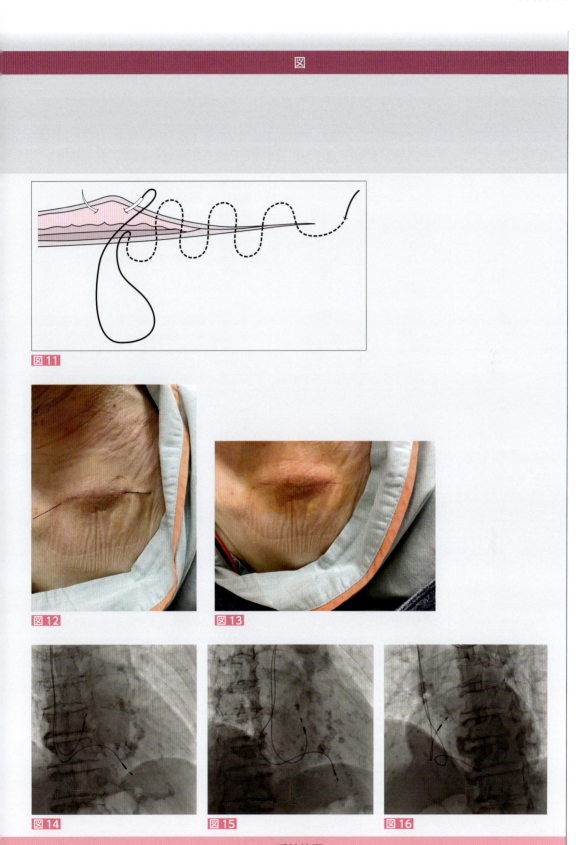

図11

図12 図13

図14 図15 図16

手技終了

Section 3 DDD の植込み (3) Conventional pacing lead を使用した実

所要時間	時間軸	大区分	小区分	仔細	
12分	0:00	入室〜準備	準備	必要な物品を術者または助手がシースも含めて準備を行う. 〈器械〉 図1 • 持針器 1 本 • 鑷子 2 本（鈎付き 1 本, 鈎無し 1 本） • 開創器 1 つ • 鋏 2 本（眼科用鋏 1 本, クーパー 1 本） • 小筋鈎 2 本 • モスキート 3 本, ペアン 1 本 • 布鉗子 4 本 〈ディスポーザル〉 図2 • シース（ピールアウェイ可能なタイプ） • カップ 4 種類（大 1 個, 中 2 個, 小 1 個） • シリンジ 4 本（5 mL, 10 mL, 20 mL, 50 mL/カテーテルチップ） • メス（丸刀） • 針 4 本（丸 2 型 2 本, 角 5 型 2 本） • 糸 2 種類（2-0 ナイロン糸/非吸収糸, 4-0 マクソン糸/吸収糸） • ステリストリップ™ • ケーブル • 電気メス • ドレープ, イソジンドレープ	
	0:05 0:07		入室 造影	臥床後, 抑制とタイムアウトを行う. 左腕の V-line から 20 mL の造影剤で造影 図3.	
	0:08		鎮静	ソセゴン®で鎮痛をプロポフォールで鎮静を行う.	
	0:10		消毒	頸部〜第 5 肋間あたりまで, クロルヘキシジンによる 30 cm 四方の消毒を行う. 消毒後にドレープをかけ, イソジンドレープも使用 図4.	
			手術開始		

66

● Section 3

◆ Author ◆ 湘南鎌倉総合病院 循環器科 飛田一樹

6 仲間の手技をみてみましょう！

図

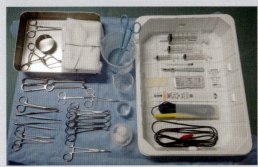
図1

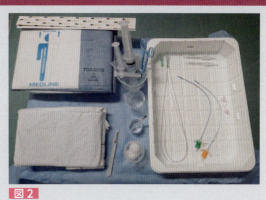
図2

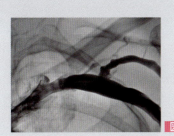
図3

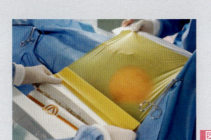
図4

手術開始

所要時間	時間軸	大区分	小区分	仔細
5分	0:00	ポケット作成	局所麻酔	キシロカイン原液にて，真皮から皮下組織までを十分に麻酔を行う．針は可能な限り表皮から出さない．
	0:01		皮膚切開	造影での腋窩静脈近傍を真皮のレベルまで切開 図5 ． 切開線は鎖骨よりも 1.5 横指尾側で，鎖骨中線がポケットの中央にくるように設定する．
	0:02		皮下組織切開	開創器または鑷子でテンションをかけながら，電気メスで筋膜上まで切開 図6 ．
	0:04		ポケット作成	筋膜上または筋膜下でペアンにて軽く剝離し，鈍的に指でポケットを作成．ジェネレーターより少し大きい程度でとどめる 図7 ． ポケットは尾側だけでなく，頭側にも少し広げる． 作成後，ガーゼを 1 枚入れ，圧迫止血とする．
5分	0:05	穿刺	胸郭外穿刺	第 1 肋骨を越えないように，腋窩静脈を胸郭外穿刺し，2 本のシースワイヤーを刺入する．針を進める際は透視画像を 図8 ，引く際は手元をみる 図9 ． スリーブを固定した際に急角度とならないよう，穿刺の角度も意識する． 鉄針の場合，Radifocus®ワイヤーは断裂の危険があるため，注意する．
	0:09		シース挿入	弯曲させたシースを透視下で挿入．
7分	0:10	V リード挿入	右室への挿入	弯曲させたスタイレットで，右室へリードを挿入 図10 図11 ． RV リングを越えてから落としてくると，ヒンジ（LV-RV attach）に進みやすくなるため，流出路までは進めないように心がける．
	0:11		位置決定	RAO 30°，LAO 50°の角度で留置位置を確認する 図12 図13 ．目的とする位置で固定し，リードを 5 mm 程度押し引きしてトルクを先端に伝える．
	0:17		閾値測定	1.5 V/0.4 ms 以下であれば次の手技へ移る．
5分	0:18	A リード挿入	右房への挿入	上大静脈に引っかからないように，ストレートのスタイレットを 5 mm 程度少し先端から引いた状態で進める 図14 図15 ．
	0:19		位置決定	下位心房まで進めたら，スタイレットを抜くことで目的とする位置に下から掬い上げるように固定．固定が終わったら，少したわみをつけるように軽く押しつける．
	0:22		閾値測定	1.5 V/0.4 ms 以下であれば次の手技へ移る．

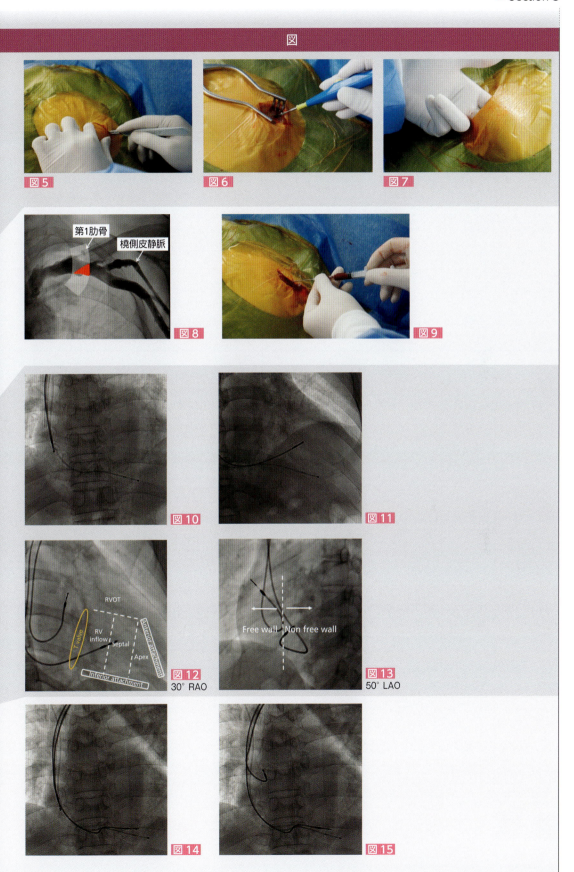

所要時間	時間軸	大区分	小区分	仔細
9分	0:23	固定	固定準備	Vリードのスリーブの下で1回ループを作り、その後糸を軽く結び、いつでも固定できるようにする 図16.
	0:24		たわみ決定	リードが弁に強くあおられない程度に、スタイレットを上大静脈まで入れた状態で軽く押しつけ、スタイレットを抜いて最終決定.
	0:25		スリーブ固定	必ずスリーブの溝の数だけ、非吸収糸で固定する. 可能であれば、3本固定する（ラチェット効果の予防）.
	0:28		Aリード固定	同様の手順でAリードのスリーブも固定する 図17.
	0:30		本体固定糸	ポケットに収納されたときを想定して、固定用の糸をかけておく.
	0:31		本体接続	ガーゼで端子をよく拭いた後、トルクレンチを差し込んだ後にリードを接続し、3回回す. 牽引テストを行い、最終測定値も計測する.
3分	0:32	洗浄・収納	洗浄	カテーテルチップにより、300 mL以上の生理食塩水で洗浄する. この際、最終的な止血確認を行い、出血があれば短時間の電気メスによる凝固を追加する 図18.
	0:33		収納	本体のコネクターが頭側となるように収納し、固定用の糸を使用して固定する. リードの巻き方にストレスがないかも確認する.
	0:34		撮影	AP, RAO 30°, LAO 50°の3方向を撮影する 図19 図20 図21（左から、AP, RAO 30°, LAO 50°）.
5分	0:35	皮下縫合	皮下縫合	脂肪組織のみを縫うのではなく、筋膜や真皮を取り、3〜5針の単縫合を行う. 場合によっては2層で縫合する.
10分	0:40 0:44	真皮縫合	真皮縫合 ステリ	真皮を連続縫合とする. ステリストリップ™を連続縫合の糸でテンションをかけ、張りつける 図22.
	0:45 0:50		用手圧迫 鎮静解除	必要に応じて、3〜5分程度用手圧迫.
総合計時間 61分				手術終了

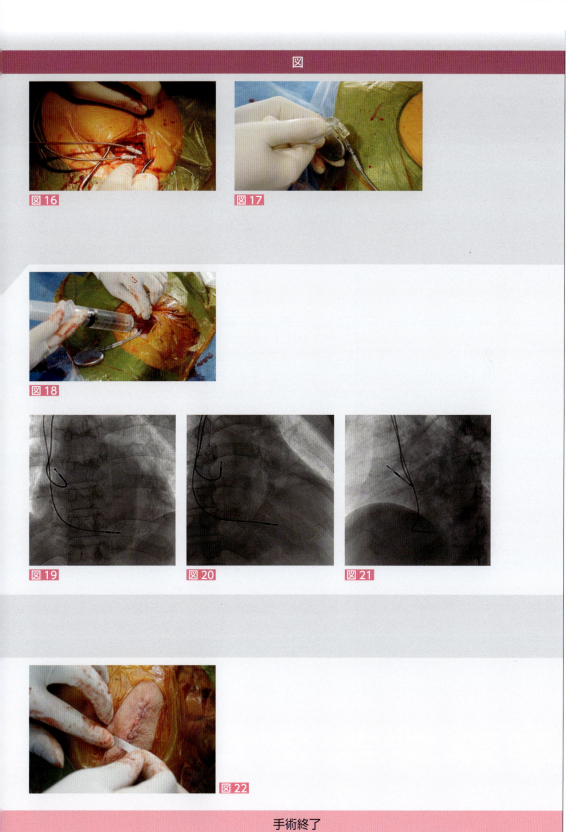

Section 4 CRT/CRTD の植込み（1）

所要時間	時間軸	大区分	小区分	仔細	
			手術準備		
16分	0:00	入室〜準備	使用器具・器械準備	必要な物品を助手またはスタッフが準備．なるべく直前に行い，入室待機中は清潔ドレープをかけておく 図1 ．	
	0:05		入室	臥床後，タイムアウトを行い，抑制・鎮静・呼吸管理を行う．鎮静の深度はBISモニターを用いて監視．舌根沈下を避けるため経鼻エアウェイを用いるが，鼻出血を回避するため経鼻挿管に準じた前処置を行ってから経鼻エアウェイを留置する．鎮痛はペンタゾシン15 mg静注を複数回用い，鎮静はプロポフォール持続注を使用する．抗菌薬（主にセファメジン1 g）を点滴静注する 図2 ．	
	0:10		造影	留置側の静脈ラインより造影剤20 mLで鎖骨下静脈〜右房までの造影を行う．その際，穿刺部位は後の穿刺を考慮して，穿刺部位を中心とした正面像と留置側斜位30°を撮影する 図3 ．	
	0:12		消毒	上方は耳介付近・肩部背面まで，下方は第5肋間付近まで，対側方は正中を越えるまで，同側方は腋窩を含めて手術台までと肘部まで消毒を行う．イソジン®を用いる際には乾燥するまで待ってからドレープをかけ，イソジンドレープを使用する．当院では1人術者で行うことが多いため，イソジンドレープは1人でも容易に貼りつけることのできるテガダーム形状のものを使用している 図4 ．	
			手術開始		

● Section 4

◆ Author ◆ 札幌東徳洲会病院 循環器内科 山崎誠治，谷　友之

図

手術準備

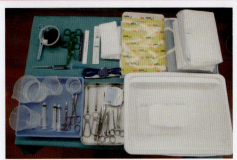

図1 器具類

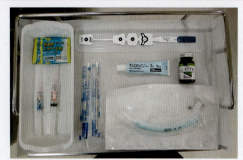

図2 経鼻エアウェイ，綿棒，酸素マスク，オリーブオイル，プリビナ or ネオシネジン

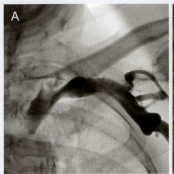
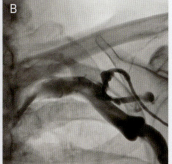

図3 A: 正面造影，B: 斜位 30°造影

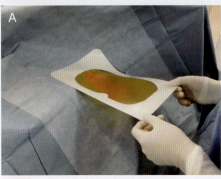
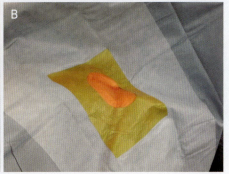

図4 A: ドレープをつけたところ，B: イソジンテガダームドレープ

手術開始

6 仲間の手技をみてみましょう！

所要時間	時間軸	大区分	小区分	仔細
10分	0:16 0:17		局所麻酔 皮膚切開	1.0％キシロカインにて局所麻酔を行う．メスを用いて鎖骨よりも約 1.5 cm 程度尾側にて横切開を施行．胸郭外穿刺を行うため，ポケット内の刺入位置がポケットの内側 1/3 に位置するように切開線を決める 図5 ．
	0:18		ポケット作成	開創器とペアンを用いて皮下結合織を筋膜上まで切開する．筋鈎にて筋膜上の結合織を鈍的に剥離し筋膜を視認．ペアンにて筋層を傷つけないように剥離・吊り上げて筋膜を切開．頭側へ1 cm 程度，尾側へはジェネレーターの大きさに合わせて，筋束を切断しないように鈍的に剥離する．ポケット作成後はガーゼを2枚入れて圧迫止血する．必要に応じて筋膜の上下切開縁に 1-0 絹糸をかけておく．
6分	0:26	穿刺	胸郭外穿刺	同側 30°斜位にて第1肋骨と造影の交点を中央とし，腋窩静脈を穿刺しガイドワイヤーを挿入．残り2本のガイドワイヤーは固定用スリーブの位置を想定して正面像もしくは同側 30°斜位にて穿刺位置を調節して挿入する（3 puncture-3 sheath）図6 ．
	0:31	シース留置		右室用，右房用のシースを留置．左室リード用シースについては，アウターシースと左室リードとの口径差が出血リスクとなるため，左室用のアウターシースは留置してない．シースを入れないガイドワイヤー1本は動かないようにペアンで止めておく 図7 図8 ．

Section 4

図

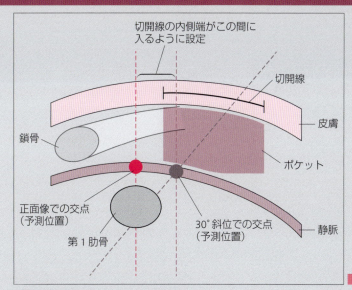

図5 穿刺部の位置予測とポケット位置

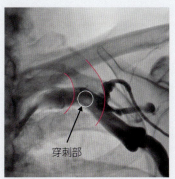

図6 穿刺位置 斜位30°

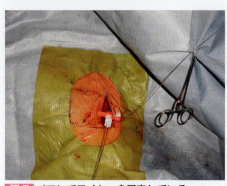

図7 ペアンでワイヤーを固定している

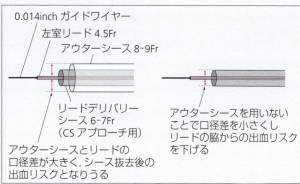

図8 アウターシース径と使用しない場合の差

6 仲間の手技をみてみましょう！

所要時間	時間軸	大区分	小区分	仔細
9分	0:32	右室リードの留置	位置決め	スタイレットを用いて右室心尖部に進め，右前斜位（RAO）30°および左前斜位（LAO）50°にて位置を確認．スタイレットは5～10 cm 抜いた状態でスクリューインする．
	0:37		データ測定	波高値，閾値を測定し確認．少なくとも閾値は 1.5 V/0.4 ms 以下が望ましい．
	0:38		リードの固定	必ずスリーブのすべての溝（基本的に3カ所）に，1-0 絹糸にて縫合し固定する．筋層にアンカーとなる結紮を行い，さらにスリーブ溝への結紮を行うが，筋層を断裂させないように筋層への結紮は固定に留めるように注意する．それぞれのリードのたわみはリードの湾曲が最大になる状態で判断するのが望ましいため，右前斜位 30°でたわみを決定する．
23分	0:41	左室リードの留置	準備	当院では基本的に1人術者で手技を行っているため，左室リードやガイドワイヤーを不潔にしないように把持する医師がいないことが多い．このため，清潔台をもう1つ用意し，術野から清潔台にわたるようにドレープを用いてスロープを作成している．これにより清潔を保ちつつ，シースに対するリードやワイヤーの同軸性を保つことができ，また管球を自由に左右に傾けることができ，手技が容易になる 図9 ．
	0:44		冠静脈洞（CS）アプローチシースの留置	16 G 留置針の外筒を用いてガイドワイヤーを長いものに変更し，冠静脈洞（CS）アプローチ用のガイドシースを進める．CS 入口部がわかるように右前斜位 30°にて手技を行う．ガイドシース先端が右室に少し入ったところでガイドワイヤーとイントロデューサーを収納し，中隔側にトルクを加えながらシースを引いて位置調節し，ガイドシースを CS 入口部にエンゲージする．必ずガイドワイヤーを先行させてから，ガイドシースを CS 内に留置する 図10 ．

● Section 4

図

6 仲間の手技をみてみましょう！

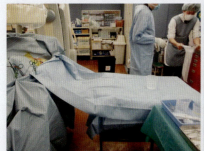
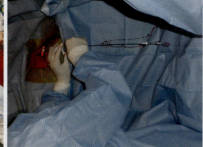
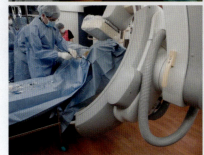
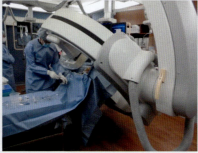

図9 ドレープを追加したところと，管球をRAOとLAOに振ることのできることを示した

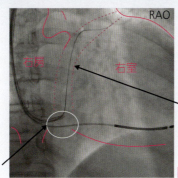

CS入口部
（透亮像の下端）

図10 RAOでのCS入口部

所要時間	時間軸	大区分	小区分	仔細
	0:47		冠静脈洞逆行性造影	Occlusion balloon のついたカテーテルをCS内に置き，必ず逆血を確認したうえでCSの造影を行う．バルーンがしっかり閉塞できていないと，造影の際に細かい静脈ネットワーク（CS connection）の接続がみえないので，静脈解離させないよう気をつけながらバルーンの拡張を調節し，しっかり閉塞させた後に造影をする図11.
	0:49		左室リード位置の決定	造影を参考に留置する静脈を決定する．左室側壁もしくは後側壁にある静脈で，右前斜位，左前斜位にて右室リードから最も解剖学的距離が得られる血管とする．また，血管の性状をみて左室リードの形状や左室リードの電極間距離を決定する図12.
	0:50		左室リードの留置	0.014インチガイドワイヤーを進め，静脈ネットワークを通じて右房もしくはCS本幹にまで通過させる．これに載せて左室リードを進め留置をする．必要に応じて子カテ，孫カテを用いる図13.
	0:56		データ測定	波高値，閾値を測定し確認．ガイドワイヤー先端は左室リード近位部の電極より手前まで引いておくこと．少なくとも閾値は1.5 V/0.4 ms以下が望ましい．左横隔膜刺激がないかを必ず確認し，4極のうち2極以上が使用できることが望ましい．
	0:58		CSアプローチ用シースの抜去	CSアプローチ用シースの抜去の際には，ガイドワイヤーを上大静脈まで引いておき，左前斜位にて右房内で左室リードに十分なたわみがある状態を維持しつつ，ガイドシースを引いてCS入口部から外す．この状態で左室リード位置に変更がないことを確認し，左室リードのたわみを維持しつつ，ガイドシースをピールアウェイして抜去する図14.

● Section 4

図

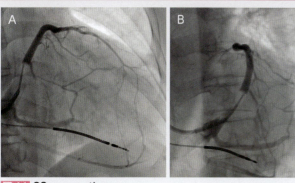

図11 CS connection

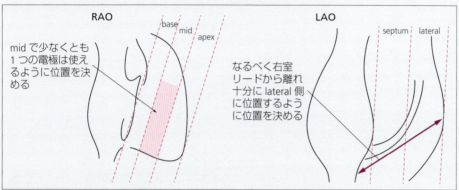

図12 LV リードの望ましい位置

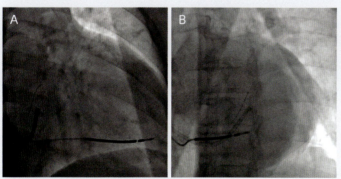

図13 ガイドワイヤーを RA まで通過させたところ

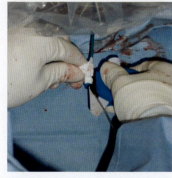

図14 シースのスリット

6 仲間の手技をみてみましょう！

所要時間	時間軸	大区分	小区分	仔細
	1:01		左室リードの固定	再度，左室リードのデータを確認したうえで固定を行う．必ずスリーブの溝の数（基本的に 3 カ所）だけ，1-0 絹糸にて縫合し固定する．筋層にアンカーとなる結紮を行い，さらにスリーブ溝への結紮を行うが，筋層を断裂させないように筋層への結紮は固定に留めるように注意する．左室リードのたわみはリードの彎曲が最大になる状態で判断するのが望ましいため，左前斜位 50°で判断し，左室リードが右房側壁を軽く押す程度になるようにたわみを決定する 図15.
9分	1:04	右房リードの留置	位置決め	上大静脈を損傷しないように右房に進め，J 型のスタイレットを用いて右心耳に留置する．
	1:09		データ測定	波高値，閾値を測定し確認．少なくとも閾値は 1.5 V/0.4 ms 以下が望ましい．
	1:10		リードの固定	必ずスリーブのすべての溝（基本的に 3 カ所）に，1-0 絹糸にて縫合し固定する．筋層にアンカーとなる結紮を行い，さらにスリーブ溝への結紮を行うが，筋層を断裂させないように筋層への結紮は固定に留めるように注意する．それぞれのリードのたわみはリードの弯曲が最大になる状態で判断するのが望ましいため，右前斜位 30°でたわみを決定する．

● Section 4

図

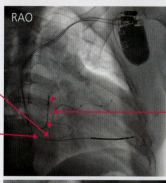

左室リードはたわみが
タンジェントになるので
RAOでは調節しない

右室リードが右房を
軽く押し，三尖弁に
過度にあおられない
ようにする

右房リードは先端から弯曲の
頂点まで直線になっている
部分があるようにする

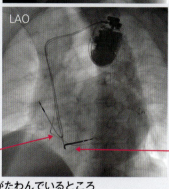

左室リードが右房を
軽く押す

左室リードはLAOで
たわみを調節する

図15 LAOでLVリードがたわんでいるところ

6 仲間の手技をみてみましょう！

所要時間	時間軸	大区分	小区分	仔細
14分	1:13	ジェネレーターの留置	ポケット内洗浄	500 mL 程度の温生食にてポケット内を洗浄．洗浄後に捌きガーゼを詰めてポケットを圧迫することを2〜3回繰り返し，ポケット内の残存する水分吸水と出血の有無を確認する．必要に応じて止血処置を追加する．
	1:21		本体固定糸	ポケット内にジェネレーターが収納された状態を想定して，1-0絹糸で固定糸を掛けておく．可能であれば2カ所固定が望ましい．
	1:23		本体接続	ガーゼで端子をよく拭き，トルクレンチを差し込んだ後にリードを接続し固定．牽引テストを行い確認する．
	1:25		収納	リードにストレスがかからないようにリードを巻き，本体のコネクターが頭側になるように収納し，上記固定糸を用いて本体を固定する．余った固定糸はTwidder 症候群などの予防と本体固定の強化のため，本体前面にて筋膜縫合に加えている 図16．
19分	1:27	閉創	皮下縫合	2-0 吸収糸にて筋膜を合わせるように結節縫合にて筋膜・皮下組織を縫合する．縫合ピッチは比較的狭くし，縫合後にポケット内から血液が染み出さないことを確認する．さらに，2-0 吸収糸を用いて皮下組織縫合を行う．この際は創部が合わさるだけでよいので，縫合ピッチは広く 3-4 針程度でよい．
	1:34		真皮縫合	4-0 吸収糸にて結節縫合もしくは連続縫合で真皮埋没縫合にて閉創する．CRT-D留置患者は出血リスクが高い方が多く，当院では縫合創部の強度を得るため基本的に結節縫合を用いていることが多い．
	1:39		ステリテープ	ステリテープを貼りつけ創部を押さえる 図17．
	1:40		被覆	オプサイトビジブルを貼りつけ被覆する 図18．
			圧迫止血 鎮静解除	ガーゼを創部に載せ，シルキーテープにて圧迫止血をする．
総合計時間 106分	1:45		撮影	正面，側面，右前斜位，左前斜位を撮影．
				手術終了

図

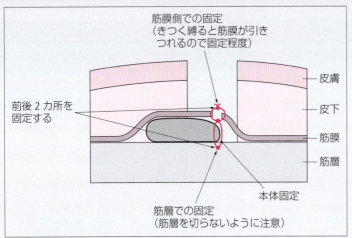

図16 筋膜縫合かけたところ，模式図

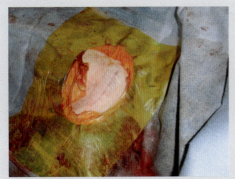

図17 ステリテープをつけたところ

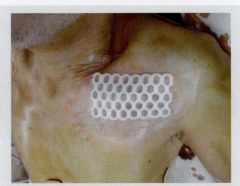

図18 オプサイトビジブルを貼りつけしたところ

手術終了

Section 5　CRT/CRTD の植込み（2）

所要時間	時間軸	大区分	小区分	仔細	
25分	0:00	入室～準備	使用器具・器械	布鉗子，ペアン，ケリー，短ピン，コッヘル，眼科剪刀，クーパー，電気メス 図1 .	
	0:05		入室	穿刺部周辺のエコーで伴走する動脈との位置関係を確認し各々の分枝の走行も確認する．さらにエコーで静脈穿刺点までの距離を測定し気胸防止の一助としている 図2 図3 .	
	0:11		気管挿管	レミフェンタニル持続静注（10 mL/hr）5 分後にプロポフォール 1 mg/kg を静注，臭化ロクロニウム 0.6 mg/kg を静注し 3 分後にエアウェイスコープを用いて挿管し吸入麻酔開始．	
			消毒	頸部から第 5 肋間まで消毒を行う．	
	0:23		静脈造影	左上肢の静脈路から 20 mL の造影剤で造影．そのままロードマップを作成する 図4 .	
	0:25		抗菌薬滴下	セファゾリン 1 g を滴下終了．	
				手術開始	

● Section 5

◆ Author ◆ 名寄市立総合病院 循環器内科・救急科 八巻 多

6 仲間の手技をみてみましょう！

図

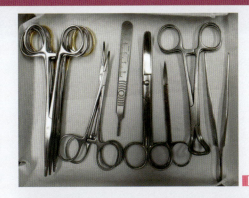
図1

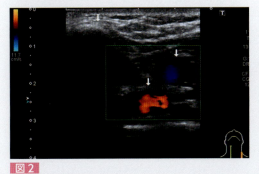
図2

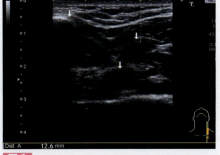
図3
穿刺点までは最低 13 mm 程度あることがわかる

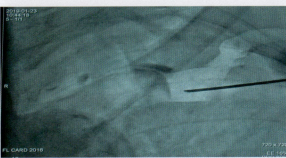
図4

手術開始

所要時間	時間軸	大区分	小区分	仔細
17分	0:26	穿刺	胸郭外穿刺	ロードマップ下に第1肋骨上で静脈穿刺, ワイヤーが挿入された後, ロードマップ+ワイヤーガイド下に2本目, 3本目も挿入 図5.
	0:31	ポケット作成	皮膚切開	穿刺部の尾側約1 cmに4横指程度の真皮までの切開を行い,
	0:32		皮下組織切開	用手で頭側, 尾側にテンションをかけつつ電気メスで筋膜上まで切開.
	0:34		ポケット作成	上記にて出血点を確認し電気メスで止血し, 鈍的に指でポケット作成. E(+)キシロカインに浸したガーゼを3枚入れる.
	0:42		シース挿入	透視下にシースを挿入.
19分	0:43	RVリード挿入	右室への挿入	図6 のごとく曲げが作られたスタイレット(Medtronic社)または用手で同様の曲げを作成したスタイレットで右室流出路(RVOT)へ挿入. RVOTまで上がった場合, スタイレットを抜き中隔に落としてスクリューインさせる.
	0:44		位置決定	ローテーションアンギオ(RAO 20°〜LAO 40°)で留置位置の確認をしつつ,
	0:58		閾値測定	1.5 V/0.4 ms以下であれば,
	1:00		スリーブ固定	絹糸でスリーブ固定(最低2カ所)する.
12分	1:02	LVリード挿入	CSへの挿入	電極カテーテルを先行させガイドカテーテルを挿入.
	1:04		CS造影	まずはテストショット 図7 し, 本幹にガイドカテーテルが挿入されていることを確認し, バルーン拡張し10 mL程度でゆっくりと造影 図8.
	1:06		ワイヤー挿入	マイクロカテーテルの必要がない場合, ガイドカテーテルを押し引きし目標分枝にガイドワイヤー(冠状静脈内を一周させる必要がない場合は末梢用Run-through Ph, 一周させる場合はPCI用Sion)を挿入させる 図9. 本症例では造影した位置よりガイドカテーテルを引き, 枝を捉えた. 分枝の分離をよくするために適宜, LAOを併用しワイヤリングする 図10.

● Section 5

図

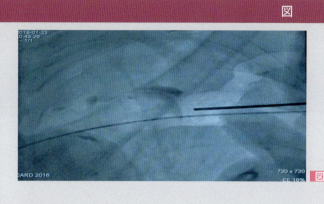
図5

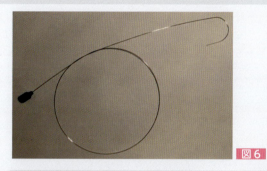
図6

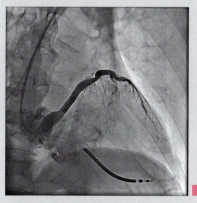
図7

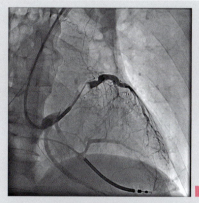
図8

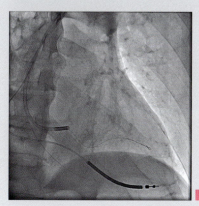
図9

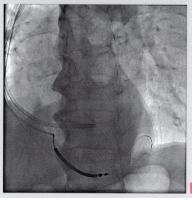
図10

6 仲間の手技をみてみましょう！

所要時間	時間軸	大区分	小区分	仔細
	1:08		位置決定	4極リードを挿入し横隔神経の捕捉を確認する 図11.
	1:12		閾値測定	3 V/0.4 ms 以下であれば,
	1:13		スリーブ固定	絹糸でスリーブ固定 (最低2カ所) する.
15分	1:14	A リード挿入	右房への挿入	タインドリードにデフォルトのスタイレットを挿入した状態で RA (右房) 内に挿入する.
	1:20		位置決定	スタイレットを抜き LAO 35° で前壁にリード先端が向いていることを確認し同時に LV リードのたわみも十分にあることを再確認する 図12.
	1:24		閾値測定	1.5 V/0.4 ms 以下であれば,
	1:28		スリーブ固定	絹糸でスリーブ固定 (最低2カ所) する.
4分	1:30	固定	本体固定糸	本体を挿入する前に予め3カ所ポケット内に固定用の絹糸をかけておく.
	1:32		本体接続	リードと本体接続後には牽引テストを施行する.
4分	1:34	本体挿入	洗浄	100 mL の生理食塩水で洗浄する.
	1:35		収納	予めかけておいた絹糸で本体を固定し,
	1:36		撮影	Rotation angio (RAO 20°～LAO 35°) を撮影する.
	1:36	ショックテスト		(現在は右側植込み以外, 省略している)
28分	1:38	皮下縫合	皮下組織縫合	V-Loc™による皮下組織連続縫合を術者側から施行し,
	1:42	皮内縫合	皮内縫合	創部内側に到達した V-Loc™にて折り返して術者側に連続皮内縫合を行う 図13.
	1:46		閉創	ステリストリップ™スキンクロージャーを貼りつける.
	2:06	麻酔解除	抜管	抜管後酸素3 L マスク送気3時間施行する.
総合計時間 124分				手術終了

● Section 5

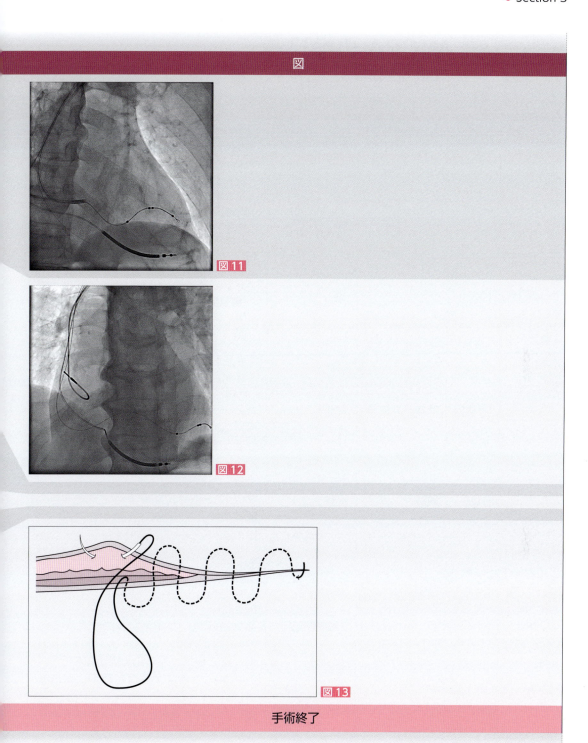

図11

図12

図13

手術終了

6 仲間の手技をみてみましょう！

Section 6 MICRA の植込み

所要時間	時間軸	大区分	小区分	仔細	
15分	0:00	事前準備	準備	必要物品を準備する. 〈器械〉 図1 • 持針器 1 本 • 鑷子 1 本 • 鋏 1 本 • 電気除細動器, 電極パッド 1 セット • 点滴一式: プロポフォール, ヘパリン添加生理的食塩水 〈ディスポーザル〉 図2 • ダイレーター: 8 Fr 1 本, 16 Fr 1 本 • カップ: 大 1 個（ヘパリン生食用）, 中 1 個（廃液用）, 小 1 個（造影剤 20 mL 用） • シリンジ: 50 mL 1 本, 20 mL 3 本, 10 mL 2 本 • メス（皮切用） • 針糸 1-0（止血用） • 覆布: 心臓カテーテル用（大腿部アプローチ用）	
	0:05	準備～入室	入室	カテーテル室（当院ではハイブリッド手術室）にて仰臥位の体位をとる. バイタルサインチェック後に四肢の抑制を行う. 両鼠径部をイソジン®で消毒し, 覆布をかける.	
	0:12	鎮静	鎮静	プロポフォールの持続静注を開始する. 酸素マスク 3 L/min で開始する. MICRA 用の 23 Fr シースの準備を行う.	
手術開始					
3分	0:15	穿刺	局所麻酔	1％キシロカインにて右鼠径部の局所麻酔を行う.	
			大腿静脈穿刺	右大腿静脈にセルディンガー法でワイヤー（0.035 inch 150 cm）を挿入し, 刺入部に 8 mm 程度の皮膚切開を行う. ワイヤーの先端は右内頸静脈に留置する. 8 Fr ダイレーターで刺入部を拡大し, 続いて 16 Fr（施設によっては 18 Fr）ダイレーターにてさらに拡大する.	

● Section 6

◆ Author ◆ 北海道循環器病院 循環器内科 山本 匡

図

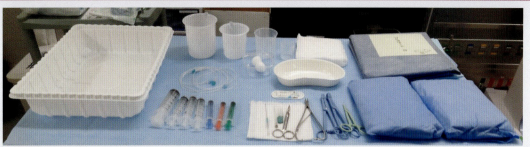

図1 MICRA 留置に必要な器械

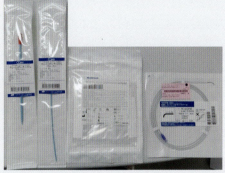

図2 ディスポーザル器材

手術開始

6 仲間の手技をみてみましょう！

所要時間	時間軸	大区分	小区分	仔細
			シース挿入	生食で十分に湿潤させて，親水性コーティングを活性化させた MICRA 用シースを手元で滑らないようにガーゼで持ち，一定の力で挿入する．この際，皮膚切開が小さいと挿入時に強い力がかかり，シースによる血管損傷のリスクを生じさせてしまうため皮膚切開が小さいと感じたら切開を追加するようにしている．また，当院では通常の硬さのラジフォーカス®ワイヤー（TERUMO 社）でシースを押し上げるが，屈曲の強い血管や腸骨動脈による圧排の強い血管の場合は，事前の血管造影やスティフネスワイヤーでシースを挿入したほうがよいとされている．シースの上端が心臓下縁に到達 図3 ，ワイヤーとダイレーターを同時に抜去する．シースの挿入が終了したら，50 mL シリンジを用いてシース内のエア抜きを行い，ヘパリン生食の持続注入をシースルートより開始する．当院では，シース挿入後にヘパリン 2000 単位をボーラスで静注している．
10分	0：18	MICRA 本体の持ち込み	MICRA 準備	MICRA のシステムを清潔野に持ち込み，50 mL シリンジに入れたヘパリン生食でエア抜きを行う．システムの名称を 図4 で説明する．
	0：19		MICRA 挿入	セカンドの助手にヘパリン生食を持続的に注入させた状態で，シース内に MICRA 本体を挿入する．ハンドルレバーが上方を向くようにして，本体がシースの先端から出るまで押し上げていく．MICRA 本体の色が青から黒に変わる部分がシース内に入るときから透視下で本体位置を確認して手技を進めていく．

● Section 6

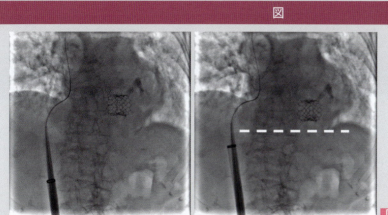

図3 シースの先端位置

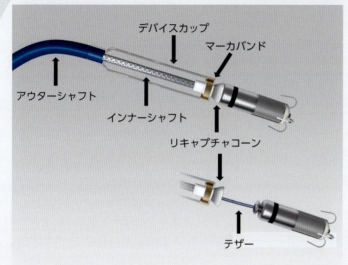

デバイスカップ
マーカバンド
アウターシャフト
インナーシャフト
リキャプチャコーン
テザー

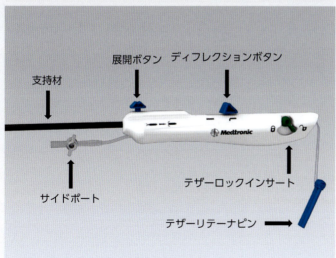

展開ボタン　ディフレクションボタン
支持材
サイドポート
テザーロックインサート
テザーリテーナピン

図4 MICRAシステムの名称
(提供：日本メドトロニック株式会社)

6 仲間の手技をみてみましょう！

所要時間	時間軸	大区分	小区分	仔細
	0:20		MICRAの Deployment	ディフレクションボタンにてデバイス先端を曲げること，カウンター，ないしはクロックワイズにカテーテルを操作して先端本体部を三尖弁に通過させる．三尖弁通過後にはレバーを開放して心室中隔に押し当てる 図5．三尖弁の通過は，三尖弁の頭側より先端角度をつけて，潜り抜けるようなイメージで行う． 透視装置をLAO 30°に振って本体の先端造影を行い，右室中隔に向いていることを確認する 図6． 次にRAO 45°に振って本体の先端が右室の自由壁から離れていることを造影して確認する 図7． MICRAを留置する部位が定まったら，システムのお尻にあるテザーリテーナピンを抜き，テザーロックを解除する．RAO viewにて手技を進めていき，本体システムをゆっくり押し込んで，デバイス先端がグースネックになっていることを確認する 図8．この際に出現する心室期外収縮の心電波形にて中隔に先端が接触していることを再度確認することが望ましい．グースネックの形状を維持したまま，MICRAのdeploymentを行う．MICRA本体の中間部まで操作スイッチ（展開ボタン）を速やかに押し込み，中間部まで到達したらシステム全体を引きながら展開ボタンを最後までリリースする 図9． MICRA本体の爪が4本みえる位置に装置を設定して，右手で本体の手元から出ている糸を引き本体が固定されていることを透視下で確認する 図10．
	0:23		閾値などの計測	計測機器を患者の胸部に設置して，閾値などの計測を行う．このときにシース刺入部に8の字縫合の糸かけを行っておく．計測値に問題がないことを確認したら，プロポフォールとヘパリン生食の持続投与を中止する．

● Section 6

図

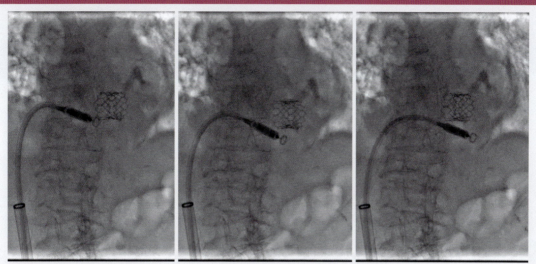

図5 MICRA の三尖弁通過

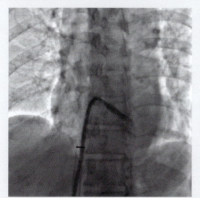

図6 LAO 30°によるMICRA留置位置の確認

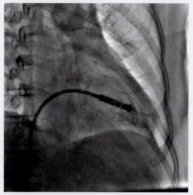

図7 RAO 45°によるMICRA留置位置の確認

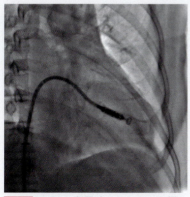

図8 MICRA留置時のシステムの押し込み

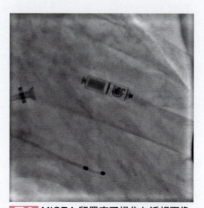

図9 MICRA留置完了操作と透視画像

6 仲間の手技をみてみましょう！

所要時間	時間軸	大区分	小区分	仔細
	0：26		MICRA本体の離脱	バイタルサインに変化がないことを確認してからMICRAの離脱を行う．本体システムのルートよりヘパリン生食をフラッシュして，外に出ているループになった糸をそれぞれ引き，抵抗の大きいと思われる糸を鋏で切る．透視をみながら，右手で一定の速度で糸を引き抜く．抵抗を感じなくなったら糸を全部引き抜く．
2分	0：28 0：29	止血	シース抜去 止血縫合	挿入されたシースを抜去する．予めかけた糸を結び止血を行う．必要なら用手圧迫で止血を追加する．
総合計時間 30分				手術終了

参考: 手技の安全性を高める方法

1. シース挿入の方法

　シース挿入時のトラブルは，刺入部における組織・血管損傷とシースによる静脈穿孔である．刺入部のトラブルは，患者が疼痛を感じ動いたためにシース先端に過大な力が加わり引き起こされる．これを回避するためには，局所麻酔と鎮静をかけること，十分な大きさの皮膚切開を行うことになる．

　次のシースの先端が体内に挿入されたら，静脈穿孔に気をつける．原則として助手にワイヤーを保持してもらい，一定の速度でシースを挿入していく．シースは手元で滑りやすいので右手に持ったガーゼで把持して，左手は刺入部を押さえ挿入を進める．腸骨動脈と交差する部位で静脈が圧排されていることが多く，その部位でシース通過が困難となることがある．事前の静脈造影を行い静脈走行・形状を確認すること，通過困難症例ではスティフネスワイヤーに変更すること，もしくは穿刺部を対側にすることでこれを回避する．

2. MICRAの留置位置の決定

　MICRA本体を留置するときには，ディスロッジを避けること，心室穿孔を避けることになる．術者が自信を持って留置部位を選定することに尽きる．

　まず，三尖弁の通過のさせ方が重要である．右心房内でシステム先端にカーブをつけ，ややカウンターに回して先端カーブを強めながら三尖弁を潜り抜け右心室内に侵入し，先端カーブを解除させる．軽く心臓に押し当てて心室期外収縮が出ることを確認する．この時にⅡⅢ誘導で上向きの，いわゆる中隔ペーシング波形が出ていれば安心である．次に透視装置をLAO 45°に振り，20 mLシリンジに入れたハーフ造影剤で先端造影をする．RAO 30°に振り同様の造影を行う．LAO view, RAO viewそれぞれからみる中隔の位置を図11に示す．留置してはいけない部位を図12に示す．

　筆者は右室形状の把握のため，当初9症例に対してマッピングを行いMICRAの留置を行った．心室期外収縮と先端造影による「確信」が持てるようになってからは，マッピングを使用していない．右室中隔の構造（形状と表面性状）の理解がとても重要である．

● Section 6

図

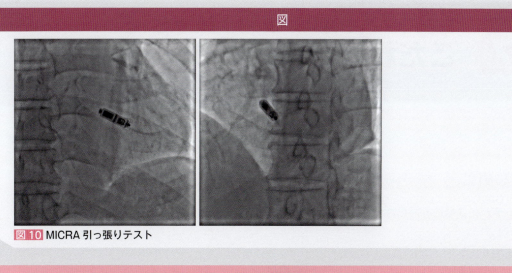

図10 MICRA引っ張りテスト

手術終了

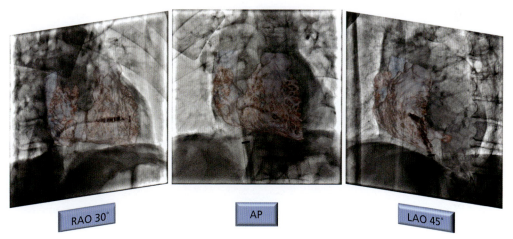

RAO 30°　　AP　　LAO 45°

図11 心室中隔の位置

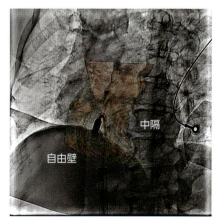

LAO 45° view　　図12 MICRA留置を回避する部位

6 仲間の手技をみてみましょう！

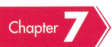

当科のTips & Tricksとこだわり（DDD編）

◆Author◆ 済生会西条病院 循環器内科 **金子伸吾**

はじめに

　デバイス植込み術を行うということは，患者の「いのち」に責任を持つという心構えで行うべし

　永久ペースメーカー植込み術は，さまざまな診療科，あるいは専門家が行っている．穿刺やリード操作はインターベンショニストの，電位の確認は不整脈治療医の，ポケットの形成・リードの縫着・感染対策などは外科医の知識と技術をそれぞれ必要とする．加えて「ペースメーカーの専門家」というグループは筆者が知る限り存在しないため，施設あるいは大学医局の「お家芸」が継承されている．多種多様な方針のなかで絶対に求められていることは「device failureがないこと」，「感染を起こさないこと」である．

　Device failure（多くはリードのdislocation，穿孔，断線）はclass 1の適応で植込みが行われた患者にとって，意識障害による重篤な外傷などを惹起し致死的となりかねないものである．感染については，ようやくエキシマレーザーによるリード除去術が普及し，従来のカッターシースに「比べ」安全に行えるようになったとは言え，感染は患者にとって悲惨なものであることに間違いはない．

　この2項目の重篤な合併症を起こさないことが，バッテリー寿命，リード寿命を語るうえでの前提条件となるのは，どこの施設においても同じではないかと考え，以下，当科で行っている「マネジメント」，「小技」を紹介する．

術前マネジメント

　内服薬のなかで，抗血小板剤は基本的にバイアスピリン®は継続，クロピドグレルは左冠動脈主幹部（left main coronary trunk: LMT）の複数ステント，ステント血栓症の既往がある症例以外は3日休薬とし，術後すぐに再開としている．ワルファリンはPT-INR<1.5となるよう必要な場合はケイツー®N静注を用いてリカバリーしている．DOAC（direct oral anticoagulants）については，1日1回内服のものは前日と当日，2回内服のものは前日夕方，当日朝夕の休薬を行い，通常翌朝の圧迫帯除去を翌々日除去としている．

　そのほか，内視鏡学会のガイドラインで易出血性となるとされているEPA製剤，シロスタゾールについては休薬を行っていないが，内服していることは念頭において，より念入りな止血を行っている．プロスタグランジン製剤やジピリダモールについては，易出血性を惹起する薬剤として，記載はないが，末梢血管拡張作用，血小板凝集抑制作用があるため，個人的には

「要注意」薬とし，可能であれば周術期は休薬するようにしている．

　CT で冠動脈疾患，胸腹部の悪性疾患，アプローチ血管の走行と性状の確認，必要に応じて頭部 MRI で脳血管疾患の有無も確認する．DPC（包括医療費支払い制度）病院のため基本的には外来で行うが，緊急に関しては入院で行っている．2011 年 11 月から 2018 年 12 月末まで，DDD 新規 111 件の植込みを行ったなか，PCI（冠動脈形成術）の適応となる冠動脈疾患の合併は 6 例に認められ，肺がんの合併を 1 例に認めた．また，静脈の走行および穿刺位置における体表面からの距離測定，重度 COPD（慢性閉塞性肺疾患）合併症例における気胸リスクの説明についても有用と考えている．

　エコーも全例，術前に行い，弁膜症や虚血性心疾患はもちろん，過収縮の有無（穿孔リスクが高くなるとされている），徐脈が持続している症例における心不全合併の有無について評価し，それぞれリード操作（下大静脈におけるたわみの付け方），利尿薬の併用や Fowler 位での植込みなど対応を行っている．

施行前

　植込み前，6 時間の食事は禁止（水分摂取は可能）とし，鎮静は出棟時にジアゼパム錠 2 mg を内服する．尿道カテーテルの留置は行わない．

　ルートをきき腕，透析患者においてはシャントと反対側（植込み側）に 20 G で確保し，2 倍希釈の造影剤（イオパミドール 300 注）を 20 mL 用い，30 cm×30 cm の条件で穿刺部，静脈走行を造影する．呼吸停止がしっかりできる方は DSA（digital subtraction angiography，デジタル差分血管造影法），高齢や COPD で行えない方は DA（digital angiography，デジタル血管造影法）で行う．閉塞（2 例）の場合は反対側から再度造影する．

　ポビドンヨードで頸部-胸骨中心-乳頭-腋下-肩峰裏の広い範囲を消毒しドレープをかける．術野に雑鋏で 8×15 cm 程度の穴をあけ 3 M™ アイオバン™ をポビドンヨードが十分乾いたら貼付する．

穿刺

　1% キシロカイン 10 mL から 20 mL で皮膚切開線に沿う 40〜50 mm の皮下と，穿刺する静脈周囲を局所麻酔し，体表面エコー（GE ヘルスケア・ジャパン社 Vscan® Dual Probe） 図1 を用いてマイクロパンクチャー®（Cook Medical 社） 図2 を胸郭外から鎖骨下静脈に穿刺する．Micro puncture® INTRODUCER SET には，スタンダードとスティッフの 2 種類があるが鎖骨下静脈の穿刺においてはいずれでも可能と考えている．メディキット製 7Fr 15cm Medikit Peel-off Introducer™ 図3 のためのリード 2 本を留置したあと，皮膚切開を行っている．

　胸鎖関節，鎖骨下動静脈の関係でどうしても 2 パンクチャーが困難な場合には，日本ライフラインの J-Line Screwvine® 図4 であれば，先端は 7 Fr であるが body は 4.8 Fr であるため，シースを 1 本留置し，ヘッドが完全に出るまでリードを入れた状態であれば，シース付属の 0.035 インチガイドワイヤーを横から入れ，ピールオフすることで，リードと 0.035 インチガイ

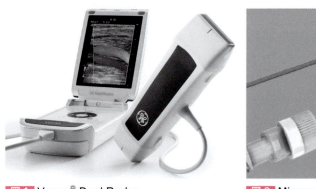
図1 Vscan® Dual Probe
（提供: GE ヘルスケア・ジャパン）

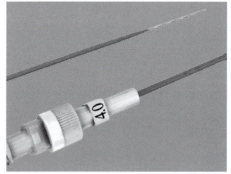
図2 Micropuncture® INTRODUCER SET
（提供: Cook Medical 社）

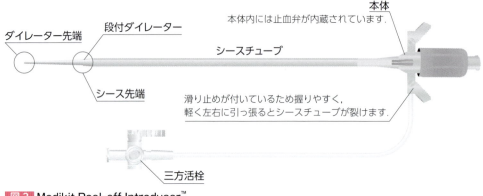
図3 Medikit Peel-off Introducer™
（提供: メディキット）

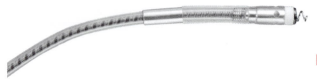
図4 J-line Screwvine®
（提供: 日本ライフライン）

ドワイヤーが入ることとなる．そこからシースを入れることで1回の穿刺でストレスなく2本のリードを留置することが可能である．リードは自由度を高めるため，心房に52 cm，心室に58 cmタイプを使用するがリードはベアよりもシースを通して操作するほうが圧倒的に平易であるため，先に心房用の52 cmリードを入れておき，あとのシースから心室用の58 cmリードを入れることを強く推奨する 図5 ．

皮膚切開とポケットの形成

局所麻酔の膨疹に沿って植込むペースメーカー本体の短径＋0.5 cmを標準切開長としている．基本的には13番メスを用いるべきだが，11番で皮下までしっかり切開する方法もあると考えている．基本的に切開長は短いほどよいと考えているが，透析患者，皮膚が薄いフレイル

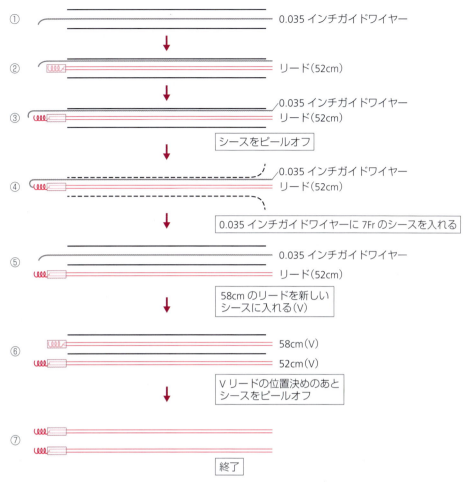

図5
①まずシース付属の0.035インチガイドワイヤーを入れ，そこに1本目の7Frシースを入れる．
②一度ダイレーターまで全て抜去し，52 cmのscrewと0.035インチガイドワイヤーを入れる．
③screwの電極を完全に出した状態で，0.035インチガイドワイヤーを入れる．
④シースをピールオフし，0.035インチガイドワイヤーとscrewのみとする（少し出血する）．
⑤0.035インチガイドワイヤーから新しい7Frシースを入れ，ワイヤーを抜去する．
⑥2本目のシースから58 cmの心室用リードを入れ，心室の位置決めを行う．
⑦シースのピールオフ後に心房リードの位置決めを行い終了（少し出血する）．
＊ポイントはペースメーカーリードは先端のみが大きく，電線そのものは細いこと，一度7Frシースを入れることで，スペースの余裕ができるため，リード操作の自由度が確保されること，シースのピールオフによる相互干渉による位置決め後のリード偏位を防ぐことである．

の患者，あるいは植込むペースメーカー本体に4Gのワイヤレスアンテナが内蔵されている場合などは，短径+1.5 cm程度の切開をおいている．まず，ガイドワイヤーに沿って弱弯ケリーを用いて筋膜まで到達させる．その後，筋膜上を鈎ピンまたは筋鈎を用いて，皮下脂肪層を傷つけないよう60～80 Wのモノポーラで剝離していく．指で鈍的に剝離する方法もある．必要なことは，リードが筋肉に固定されたのちに外側に屈曲しないようなスペースを確保すること，ペースメーカー本体を入れるスペースは可能な限り内側に作っておくことである．おおむね，指3本第2関節が尾側に，第1関節が頭側に入るスペースができたら生理食塩水で1,000倍に希釈したボスミン液に浸したガーゼを2枚入れておき，リード操作に移る．当初は20～40 W

程度で剥離を行っていたが，100 W の出力を用いることで一気に剥離と止血が可能であり，皮下組織が特に薄い患者さんを除いては推奨する．

リードの位置決め

心室

　J-Line Screwvine は，先端のスクリューをマンニトールでコートしておりその溶解時間は180 秒とされている．それを超えた場合にはスクリューが露出するため三尖弁ならびに腱索損傷リスクを下げるため，必ず 180 秒以内に肺動脈まで到達させておく必要がある．著者の使用方法は，まず付属の Ez-Stylet（PA スタイレット）を用いて，ピッグテール形状にして肺動脈まで到達させ，一度ストレートのスタイレット（状況に応じて 5 mL のシリンジで直径 10 cm 程度の J カーブをつける）でストレスをとっておく．

　180 秒経過したあと，Septal-Stylet を用いて反時計まわりに力を加えつつ，Amlatz カテーテル形状で中位中隔に到達させる．固定は時計まわりに 13 回転し，そこで，電位，閾値を測定する．スクリューを中隔に留置するためには，必ず肺動脈から引いてきて引っかかるところで固定する必要がある．右心室から進めて固定できるところは自由壁となりやすいため注意が必要である．

　形状は，フラットパネルディテクター（FPD）を回転させて，LAO から RAO までパネルや術野が不潔にならない範囲で確認する（本来は完全な側面 LAO90°からの確認が望ましい）．

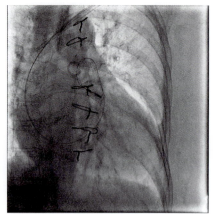

図6　PA スタイレットを用いて心室リードを肺動脈まで到達させたところ

　電位は測定できる場合，心室は 5 mV，心房は洞不全症候群（SSS: sick sinus syndrome）を除き 2 mV 以上であること，閾値は 1.0 V 未満であること，中隔の場合は QRS＜150 ms 未満であることを条件とする．

　中隔ペーシングを 2 回試みてもこの条件を満たすところに固定できない場合，そのままストレートスタイレットを用いて心尖に変更する．この場合，心内電位の ST が上がっていることを確認し，中隔の場合と同様 LAO から RAO まで回転させた状態で場所を確認する．固定は時計まわりに 10 回転とする．

　ペーシング閾値の確認は，まず最大の 10 V でペーシングしトゥイッチングがないか確認する．同時に抵抗値も測定し，中隔ペーシングの場合は QRS 幅も測定する．続いて 5 V→3 V→2 V→1.5 V→1.0 V→0.9 V→0.8 V→0.7 V……と出力を低下させ閾値を測定する．

心房

　心室同様，2 回試みて良好な心房中隔に固定できない場合には J-Stylet を用い心耳への留置を行う．その場合，透視にて心耳のワイピングを確認しながら良好な位置を探す．J-Stylet は，small，medium，large があり，適宜，交換しながら良好な位置を探す．中隔，心耳いずれも時計まわりに 13 回転で固定し，その後，ストレートスタイレットで反時計まわりに 1 回転し

トルクをとる．

　良好に固定できたところで閾値のチェックを行う．特に完全房室ブロックの場合，心房はモニター心電図上でペーシング波形を判断しづらいこともあるため，モニターでペーシング波形を確実に判読できる 10 V のあと，一度ペーシング波形を判読できない 0.1 V まで出力を下げ，その両方の波形を確認したうえで閾値を確認する方法を勧める．その後，再度，心室リードの

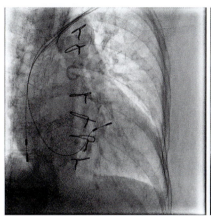 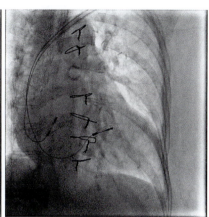

図7 良好な中位中隔，心房中隔のめやす

条件確認を行い本体の接続に入る（必ず FPD を回転させ，LAO から RAO まで確認する）．

　リードの固着：必ずリードを固定する場所は，脂肪組織などをすべて除去し，筋肉に直接行っている．固定力の強い 2-0 絹糸と 3 または 4 号の強弯針を用い，必ず 3 回結紮している．一度 2 回結紮したときにリードを軽く引き，その際相互にリードを傷つけないよう十分な注意を行っている．

ポケットの洗浄

　まず，ボスミンガーゼを除去し，筋鉤を用いて，十分にポケットを展開し出血がないか確認する．必要な場合には，鑷子で出血点を捕捉し 40 W 程度で焼灼止血を行う．視野がとれない場合は，躊躇することなく，皮膚切開を延長する．動脈性の出血については結紮を行うこともあるが，遺残絹糸の感染リスクを鑑みて，可能な限り「異物は残さない」方針としている．

　このあと，もう一度，心房リード，心室リードの電位を測定する．少しでも不安を覚えた場合は，閾値と抵抗値も測定し，問題がない場合には本体との接続作業に入る．

本体との接続と固定

　本体条件は基本的に心房，心室いずれもペーシングされるような high-rate, fast AV を設定する．まず心室リードを接続し VVI モードでペーシングされることを確認する．その後心房リードを接続し同様にペーシングを確認する．必ず背面から先端が固定部より奥にあることを確認したのち，トルクレンチで締める．2-0 絹糸で本体の固定は行うようにしている．

皮下縫合と皮膚固定

　かつては，皮下を 2-0 バイクリル®，真皮を 4-0PDS2® で縫合していた．皮下はしっかりと結紮するためポリフィラメント，真皮は感染予防のためモノフィラメントを用いる．現在は，皮下を 2-0 バイクリル® でしっかりと連続縫合し，エッケ，固定いずれも皮下に埋め込むようにしている．最後は 4 バネ強弯針を用いている．真皮縫合は行わず，ステリストリップ™（3M社，ステリ）で創部を合わせ，その上から透明な滅菌フィルム（テガダーム™，オプサイト™またはそれに準ずるもの）を貼付している．

術後管理

　術直後の撮影は FPD で行い，車椅子で帰室していただく．少しでも気胸を疑った場合には，CT を撮像する．スクリューリードを利用しているため，肩の三角巾，包帯固定などは行っていない．翌日に胸部単純 X 線（正面），心電図，採血（炎症，腎機能などの確認）を行う．その後，術後 5 日目にも胸部単純 X 線（2 方向），心電図，心臓エコー，ペースメーカーチェック，採血を行い，透明なフィルムとステリを除去する．抗生物質は，術後はオーグメンチン® 3錠分 3（副作用や嚥下困難で使用できない場合はシタフロキサシン® の経口投与）を 3 日間行い，発熱，創部の発赤などがない場合には終了としている．

　退院は術後 6 日目とし，2 週間後に外来で創部の確認を行っている．その後はおおむね 6 カ月ごとにペースメーカーチェック外来を受診している．

　当院における成績（局所麻酔から滅菌フィルム貼付まで）

　　平均手技時間: DDD 新規 61±16.6 分

　　平均年齢: 78±8.3 歳

　当院における合併症

　　感染 0 例／金属アレルギー 1 例／気胸 1 例／リード変異 1 例／穿孔 0 例

　　（2011 年 11 月から 2018 年 12 月末まで DDD 新規 111 例）

Tips

　滅菌手袋は必ず二重に装着し，感染対策を行っている．また血管造影室の場合，ポケットの奥まで天井からの光が届きづらいこともあるため，市販のリチウムイオンバッテリを用いた超強力ヘッドライトを装着し，創部の操作を行う際に使用している．機種選択は，複数の球を用いるものではなく，1 つの球で明るさが確保されていること，角度調整ができること，広範囲の照射でなくスポット照射にエリアを絞ることができることが条件である．ヘッドライト装着時は，腰をかがめた際に FPD とヘッドライトが当たらないよう十分注意をする必要がある．

　発作性心房細動がある患者については術中直流除細動も考慮し，日本ライフライン社のSHOCK AT®，BeeAT®〔上大静脈（SVC）-冠静脈洞（CS）〕除細動システム 図8 を準備する．

　また高齢者，認知症合併症例においては，全例，デクスメデトミジンによる鎮静を行い，呼

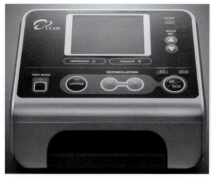
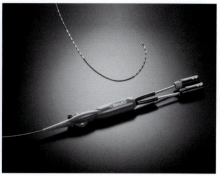

図8 左: SHOCK AT®, 右: BeeAT®
（提供: 日本ライフライン）

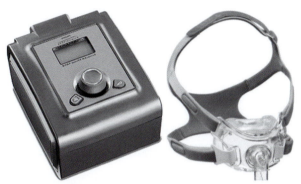

図9 ASV装置　左: BiPAP autSV Advanced System One 60 シリーズ, 右: アマラビューフルフェイスマスク
（提供: フィリップス・レスピロニクス合同会社）

吸管理は ASV（adaptive servo ventilator） 図9 で行っている．（一般的な設定: IPAP 0〜4cmH$_2$O，EPAP 4〜6cmH$_2$O　Max 10cmH$_2$O，酸素投与 3 L/分）．

感染を疑った場合

　局所の発赤，疼痛が持続する場合，もしくは発熱，白血球や CRP の上昇などがみられた場合，抗菌薬を強力に使用する．カルバペネム系で GNR（Gram negative rods）をターゲットとし，リネゾリドの経口投与でグラム陽性球菌特に MRSA（メチシリン耐性ブドウ球菌）をターゲットとする．感染の可能性が否定されるまで，7日間使用する．血腫を形成した場合は，初回植込み時のみでなく，交換時にも感染リスクが高くなることが報告されており，慎重な対応を要する．

退院後のフォローアップ

　退院後，約2週間で初回外来でフォローアップしている．創部の確認，自覚症状の改善の確認が目的である．

その後は特別な事情がない限り，かかりつけ医としての診療は行わず，専門外来診療のみとしている．一般の循環器外来とペースメーカー外来は明確に区別し，緊急をのぞき完全予約制で通常外来とは別の時間枠と診察ブースで行っている．高齢者が多く，かかりつけ医との連携診療のため，全例チェックに際し，体表面心電図，胸部単純 X 線，心臓エコーを行い，場合によっては BNP（脳性ナトリウム利尿ペプチド）を含めた採血，連携医からの依頼がある場合には CT や MRI 撮像も行い，利尿薬の調整や外来診療での注意点などをアドバイスしている．このことにより，心不全の増悪による入退院を防ぐ，COPD や悪性疾患，脳梗塞の評価を行うという地域における専門医として，純粋なペースメーカーチェック外来と比べて additional なものを行っている自負がある．近年のペースメーカーには，不整脈モニタリング機能のみでなく，ATP（anti tachy pacing）モードによる心房細動の抑制機能，SAM（胸郭の運動をもとにした，睡眠時無呼吸モニタリング機能），Optivol®（胸郭内インピーダンスに基づく水分貯留の有無評価機能）もあり，それぞれ外来で他の検査（心臓エコー，胸部 X 線や CT，採血でのBNP 推移）と総合的に判断し，心不全における入院を回避するため，全力を尽くしている．

実際に，このチェック外来により利尿薬の調整が行われ心不全増悪による緊急入院が回避できた 34 例（のべ件数），在宅酸素や持続陽圧呼吸を導入した 20 例，数例ではあるが悪性疾患が判明した例，1 例であるが慢性硬膜下血腫が判明した例がある．今後，心不全はパンデミックが予測されており，デバイスからの情報を活かすことで少しでも緊急入院の頻度ならびに入院そのものを削減してくことが必要であり，そのためにも機種選定は重要であると考えている．

考察と結語

高齢化社会において，ペースメーカー植込み術の対象となる患者も高齢化が進んでいる．植込みそのもののリスクマネジメントならびにフォローアップが重要となっている．我々は第一にインターベンショニストであり臨床診療医でもある．患者が happy であれば，我々も happyであり，その逆も然りである．植込みに際し，デバイスインプラントという行為そのものの責任に加え，患者の全身マネジメント，社会背景なども踏まえた診療を行っていくというポリシーであれば，自ずと自分自身が行うべき「ベスト」な診療行為がみえてくると考える．不幸にして一定の確率のもと，合併症（感染，気胸，リード変位,穿孔など）が起きることもある．常にそれらが「生じるかもしれない」という意識を念頭においた，診察と検査を行うに尽きると考えている．

■参考文献

1) Campbell DA, Jr, Henderson WG, Erglesbe MJ, et al. Surgical site infection prevention: the importance of operative duration and blood transfusion-results of the first American College of Surgeons-National Surgical Quality Improvement Program Best Practices Initiative. J Am Coll Surg. 2008; 207: 810-20.
2) 芹澤直紀, 弓野 大. 睡眠時無呼吸と心血管疾患の合併頻度. Heart View. 2010; 14: 548-53.
3) 須賀 幾. 不整脈と睡眠時無呼吸. 医学のあゆみ. 2009; 230: 213-6.

Chapter 8 当科の Tips & Tricks とこだわり（CRT/CRTD 編 Part I）

◆ Author ◆ 名寄市立総合病院 循環器内科・救急科 八巻 多

はじめに

　本稿を読んでいただくにあたり，まず筆者と当院の状況をお伝えしたい．筆者は，循環器内科研修後，救急科研修 3 年を経て，現在の名寄市立総合病院（最北のハートチームの存在する病院：医療圏面積は四国に匹敵し，医療圏人口は 10〜15 万人）に赴任した．旭川医科大学救命救急センターでは内科系救急で実に多くの急性心不全症例に応対してきた．優等生的文脈ならば，ここで「これから増え続ける心不全症例において CRT/CRTD の植込みも増加するのでその手技に習熟すべきである」と CRT/CRTD の当科でのこだわりなどを紹介する流れになるが，そのような意図はまったくない．逆に自分の体験から，CRT/CRTD のためだけの勉強は無意味だと伝えたいのである．

　当院は北北海道の一部を医療圏としており，近隣市町村から急性心不全の症例，および地元病院で初療後，原因精査・根治療法目的の症例が搬送されてくる．そこで，CRT/CRTD 症例だが年間約 10 例程度で推移している 図1 ．当院では救急科との兼任医師を含めると循環器内科医は 7 人，そのなかで植込みデバイスに従事する 5 人で CRT/CRTD 症例を分担すると 1 人あたり年間 2 例以下となってしまう．いかにやる気があって，手技を事前に勉強したとしてもその習熟が難しいことが予想される．単一施設からの報告では CRT のラーニングカーブは 45 例であり[1]，単純に計算しても（悪）平等的に手技を分担すると，手技の習熟に 20 年以上かかってしまう．

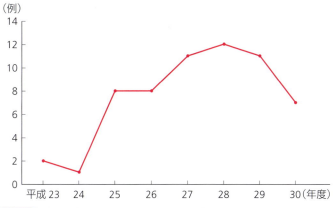

図1 名寄市立病院における CRT/CRTD 症例の推移

当院のこだわり

　実のところ，筆者がCTR/CRTDの手技を始めてまだ6年しか経過していない．つまり当院に赴任するまで一切，本手技に関わらなかった．黎明期から手技に関わりその発展に寄与した先人の業績には頭が下がるのだが，その初期に4時間を超える手技を経験したり，その術後のnon-responderを目の当たりにすると自分から進んでこの手技を習得しようとは思わなかった．このあたりはかつての心房細動アブレーションや冠動脈慢性完全閉塞病変（CTO）への経皮的冠動脈インターベンション（percutaneous coronary intervention: PCI）や末梢血管形成術（endovascular treatment: EVT）などデバイス・技術が未成熟な状況ではその術者が育ちにくい状況と相似性があったと考える．現在，アブレーション，PCIそれぞれの分野でデバイスが発展し手技も成熟してきた．そして，それらの進歩は間違いなくCRT/CRTDの手技に応用できる．結果，安全で手技時間が短く安定した手技がCRT/CRTDを必要としている心不全症例に提供できると考えている．特に当院のように心臓専用機がなく，汎用機で血管造影室を構成している地方のセンター病院では血管造影室が複数あっても他科との共用であり1つの手技に3時間以上費やすことは昨今言われている働き方改革に逆行するものであり，関わるスタッフの超過勤務にもつながる．また，脳梗塞急性期症例への血管内治療（IVR）など緊急IVRを必要とする科へも迷惑をかけてしまいかねない．

　CRT/CRTDの先進的地域では手技の平均時間は1.5〜2.0時間との報告がある 図2 [2]．一方で2012年以前の当院の手技時間の平均は4時間となっており，この違いはいったいどこから生じるものなのか検討した．手技の構成から考え，DDD植込み＋LVリード留置に分けて分析した．第一にDDD植込み（穿刺，ポケット作成，A・Vリード留置，本体留置，閉創）が1時間50分以内に終了しない場合，LVリード操作の制限時間 図3 [3]から逆算すると，当科における初期目標手技時間：2時間30分で終了することは不可能となる．つまり，DDDの植込みが2時間を超過してしまう術者は，DDDの手技を見直して，まずは2時間を切れるように，そしてコンスタントに1時間30分程度となってはじめてCRT/CRTDを施行できる段階となる．この段階に至るまでは安全に穿刺することに重点をおいているため，当院では静脈造影とcaudal 35°にフラットパネルを傾けた位置での穿刺を行っている 図4 [4]．

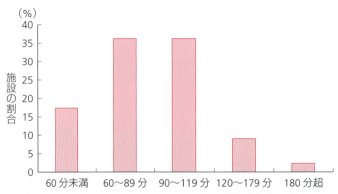

図2 European Heart Rhythm Associationに加盟する施設におけるCRT/CRTDの手技の平均時間（Bongiorni MG, et al. Europace. 2013; 15: 1664-8[2]より改変）

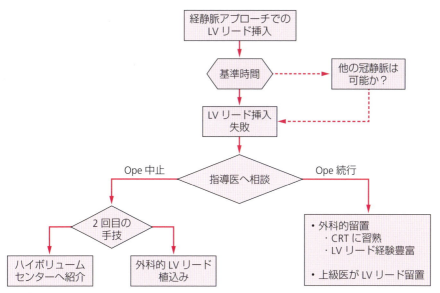

図3 CRT/CRTD 施行の意思決定プロセスモデル

基準時間は各施設各々に基準があると考えるが本コンセンサスでは20～40分とあり当施設でも2時間以内の手技を目標としており20分で先が見通せない場合，指導医に術者変更するようにしている〔European Heart Rhythm Association（EHRA），et al. Europace. 2012; 14: 1236-86[3]より改変〕．

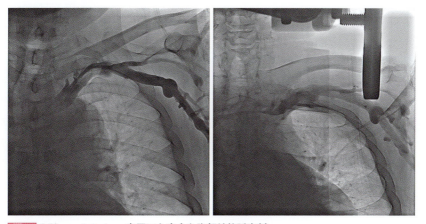

図4 35°caudal view を用いた安全な胸郭外静脈穿刺
左: 通常の静脈造影，右: caudal 35°で造影すると胸郭外から鎖骨下への移行部の分離が良好となり気胸のリスクを回避できることが期待できる．

　次にLVリード留置だが，LVリードの手技に時間がかかっているかどうかを判断するときに，その時間の基準を読者の皆様はどのように設定しておられるだろうか．各施設種々の要因（血管造影室が何室あるか，指導医がどれほど忍耐強いか，ハートチームとして協議した基準時間があるかどうか，など）でその基準時間はあろうかと拝察するが，当院では図3にもあるようにESC（European Society of Cardiology）のコンセンサスに準じ40分までと設定している．これ以上かかると，合計手技時間を延長させ，結果として本体挿入部，ならびに心臓のみならず全身性の合併症を生じせしめる可能性が高まるため，higher volume centreでの2回目の手技に変更するか，外科的に心外膜リード留置を検討すべきとされている．以上より本項で

はDDDパートとLVリードパートに分けそれぞれに筆者, 当科のこだわりとtipsを述べる.

DDD の植込みの blush up

▶▶▶❶ 穿刺

　植込みデバイス初級者の間は前述のごとく穿刺してもらうが, CRT/CRTD に挑戦する段になると各自の工夫に任せている. エコーガイドを得意とする者, 造影ガイドを得意とする者もいる. 筆者は前日, または当日の入室直後にエコーを施行し異常血管の有無, 動脈との位置関係を確認し全例, 静脈造影を施行する. 造影後にロードマップ機能を用い, 静脈造影の残像と第一肋骨の交点に向かって穿刺を行う (ロードマップ下胸郭外鎖骨下静脈穿刺). 1本ワイヤーが挿入されればロードマップ＋ワイヤーガイド下に残り2本を挿入する (Chapter 6「CRT/CRTD の植込み (2)」の項参照). 本法で現在まで血気胸の合併症を生じたことはない.

　CRT/CRTD の適応となる症例は心房細動合併や冠動脈疾患合併症例の割合が高い. 結果として抗凝固薬または抗血小板薬もしくはそのどちらも内服している可能性があり, シース抜去後に止血が不十分となり血腫形成, 最悪感染のリスクとなる恐れがある. ゆえに止血困難が予想される場合はポケット頭側の狭い範囲に位置する穿刺点が各々可能な限り間隔を持つようにすることを勧める. そうすることでシース抜去前にたばこ縫合を行うことが容易になり, シース抜去時に縫縮することで止血が容易になる.

▶▶▶❷ ポケット作成

　詳細は他項を参照願うが, 手技時間にこだわった場合, 基本は「やり直しを避ける」である. ポケット作成時に関しては, ①本体挿入時にポケットの大きさが不十分でポケット拡張を追加する, ②止血不十分のために止血手技を追加する, これが2大やり直し要因と考える. 時間短縮のためには十分なポケットのスペース作成と確実な止血〔筆者はポケット内のガーゼ充填はE（＋）キシロカインに浸したガーゼ3枚を使用〕が肝要である.

▶▶▶❸ リード挿入

　リード挿入時に時間短縮にこだわり過ぎて心血管合併症 (最悪なのは心嚢液貯留からの心タンポナーデ) を生じては本末転倒であり, リード挿入, 留置は慎重に行う. 当科で経験した合併症 図5 図6 を提示する. 術者は上大静脈から右心房へスムースにリードが進まないことを感じていたようであるがそのままリードを進めた結果, 縦隔血腫を生じた. 心膜横隔膜静脈にリードが進んでいたことに気づかず手技を継続した結果である. 手技時間の短縮においては拙速 (強引) な操作を厳に慎まなければならない. 合併症をいかに生じさせないか, これが基本である. 本合併症以降, 初心者の術者には自分の手技を可能な限り言語化するよう指導している. 独り言を言いながらやってみるつもりで, と言うこともある. そうすることで助手や指導医に術者が何を感じてどう手技を展開しているのか理解しやすくなる. お互い黙っている状態では本合併症のように静脈枝にトラップされているリードの出し入れで術者は違和感と焦燥感を持っているにもかかわらず, 助手, 指導医は漫然とみているだけになってしまい, 結果, 合併症を防止できるポイントを通過し医療事故を生じてしまう.

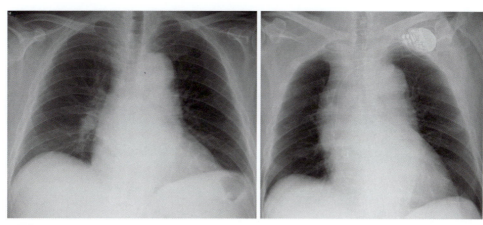

図5 自験例
左: 術前胸部X線, 右: 術後胸部X線, 上縦隔の拡大を認める.

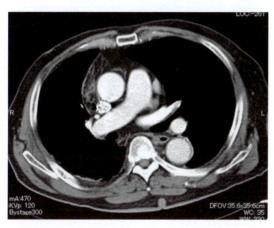

図6 自験例
造影CT上は上大静脈周囲に造影効果を認め心膜横隔膜静脈を穿破したことが判明した.

▶▶▶ ❹ 本体挿入, ポケット閉鎖

　閉創に関して縫合糸も新規製品が登場しており, 見直しを行った. かつては皮下組織の単結節縫合からのステリテープの貼付としていたが, V-Loc™（Covidien社）を用いた皮下組織連続縫合と連続皮内縫合からのステリテープの貼付とすることで時間短縮ができた. また, これらは結節縫合と比較し使用する糸の量も少なく異物量の減少の面からもメリットがあると考えている.

40分以内に完了するLVリード

　当科の修練医はLVリードの操作に至る段階でPCI経験なし, またはアブレーション経験なしということはない. この段階ではPCIにおいてはtype A, B1は修了し, アブレーションも心房細動アブレーションを指導医のもと10例以上は経験している. つまり, 冠静脈洞入口部（CS入口部）には自分で電極カテーテルを挿入でき, 血管内のワイヤー操作もできる状態と

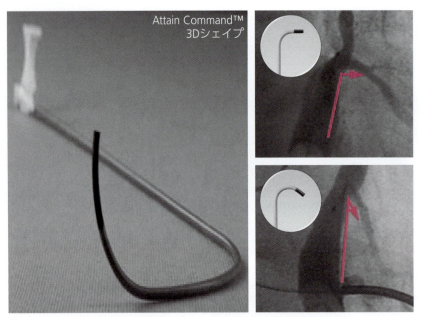

図7 左: 3D シェイプ ガイドカテーテル，右: マイクロカテーテル
（提供: 日本メドトロニック株式会社）

なっている．逆に言えばアブレーションと PCI の両方を最低限経験していなければ本手技の主術者には当院ではなれない．電極カテーテルを用いた CS 入口部への挿入が速やかにできれば 40 分以内に完了する LV リード挿入は 1/3 がクリアされており，残り 2/3 の冠静脈造影，ワイヤー・リード挿入は PCI のテクニック＋α でクリアできるものと考える．

❶ ガイドカテーテル挿入

　電気生理学的検査・アブレーション研修を行っていれば電極カテーテルを CS 入口部に挿入することは難くない．CS 入口部は三尖弁の低位中隔側後方に存在しており，多くの術者はシングルプレーンの血管造影装置下で本手技を施行すると仮定すると LAO 30〜40°で上大静脈から右房へ挿入する際，反時計回転のトルクをかけながら上下方向に動かしつつ，または，RAO 20°〜正面像で右室内に挿入したことを確認し反時計方向にトルクをかけながら引き抜くことで，CS 入口部に入る挙動（左房側へのカテーテル先端の素早い移動）を逃さず挿入する．この際に CS 用電極カテーテルは steerable type か内腔（0.35-32 ワイヤーを挿入可能で造影ルーメンとしても使用可能）を有しているものを使用すると手技が容易となる．Steerable シースを用いることで CS 入口部の挿入に障害になる冠静脈洞弁をカテーテル先端の曲げ伸ばしで越えることが可能となる．内腔付きのカテーテルの場合，テストショットを行いながら CS 入口部を探すことも可能となる．

　これらを用いて 10 分以内に CS 入口部を捉えることができなければ 3D シェイプ構造のガイドカテーテルとマイクロカテーテルを用いて CS 入口部に挿入する 図7 ．拡張型心筋症などで左室の拡張が著しい場合，CS 入口部から冠静脈洞が後方に走行していて電極カテーテルの挿入が困難であったり，右心房自体が拡張しており通常の電極カテーテルが CS 入口部に到達すること自体が困難な場合に本カテーテルを使用することになる．同カテーテルは右房内に進

めると CS 入口部に挿入可能となる立体構造をしている．このガイディングカテーテルを用いた場合は CS 入口部への挿入のみに特化しているため，後のワイヤー操作，リード挿入時にはディープシートできないデメリットがあることを忘れてはいけない．後述するマイクロカテーテルを用いてのワイヤー・リード挿入となるがマイクロカテーテルが奏効しない場合はすぐにコイルワイヤー（Medtronic 社のセットの場合，同梱されているもの）を挿入しディープシート可能なガイドカテーテルに変更する．

▶▶▶ ❷ 静脈造影からワイヤー・リード挿入

　冠静脈洞-大心静脈にカテーテルもしくはワイヤーを先行させてガイディングカテーテルを挿入したとしても 100％の安全は担保されない．ウェッジバルーンカテーテルのバルーン拡張する前に愛護的に手動で 10 mL 程度のテストショットを行っている．一見，冠静脈洞-大心静脈に挿入したようにみえるが鑑別しなければならない状態が 2 つあるためである．1 つはマーシャル静脈への迷入，もう 1 つは重複冠動脈（duplication of the coronary sinus）への迷入である．本幹に位置していることを確認後バルーン拡張して造影（10 mL 程度をゆっくりと注入）を行う．造影は 2 方向（RAO 30〜10°，LAO 30〜50°）もしくはローテーションアンギオで行い（筆者は主にローテーションアンギオを好んでいる），側壁へ到達可能な静脈を同定する．現在は 4 極リードが使用可能となり順行性に到達できなくとも逆行性にチャンネルを認めたならば PCI・EVT で慣れたワイヤー〔模範解答的には末梢用のワイヤーを勧めるところであるが，筆者は CTO-PCI でレトロチャンネルでの操作を SION™（朝日インテック社）で行うことが多くデバイス挿入手技でもこれを使用している．もちろん XT-R™（朝日インテック社）のようなプラスティックジャケットの親水性ワイヤーも使用可能なのだが末梢・チャンネル穿孔や仮に冠静脈を 1 周させたとしてもワイヤーのサポート性からリードを持ち込むことが困難ではないかと考えており使用したことはない〕で冠静脈を 1 周させることでバックアップが得られ心尖部以外のペーシング可能領域にリード挿入可能となることが多い．

　PCI・EVT 術者であればワイヤーの操作で色々な tips を駆使することで手技時間短縮が可能であるが，それだけでは十分ではない．本手技では冠静脈系の独特な解剖の tips がある．真腔内をワイヤー操作してるはずなのにまったく冠静脈洞の遠位部にワイヤーが進まないことがある．もちろん，仮定を疑って実は解離が生じ偽腔に迷入していないことを確認することも必要ではあるが，冠静脈洞-大心静脈移行部（造影上はマーシャル静脈合流部がメルクマールになる）には冠静脈洞弁があり，この構造をワイヤーがまったく通過できないことがある．解決方法は 2 つあり，①後室間静脈（別名 中心静脈: MCV）からのアプローチに変更し MCV から側壁領域へのチャンネルが同定できればそちらにワイヤーを通過させリードを挿入する．②再度，ガイディングカテーテルに電極カテーテル（steerable なタイプを選択）を挿入し，先端の曲げ伸ばしを行い冠静脈洞弁を通過させ大心静脈遠位部まで電極カテーテルを挿入した後，ガイドカテーテルを挿入し標的の静脈枝へアプローチする方法，である．①の場合，レトロアプローチとなりリードがチャンネルを越えられないリスクがあるが，②の場合そういったリスクは少ない．どちらが better かではなく引き出しをなるべく用意しておくことが肝要であり，手技の時間短縮のためには躊躇することなく技を繰り出さなければならない．

　次に側壁への標的静脈が分岐直後に高度屈曲を伴った場合の対処法であるが，冠静脈洞-大

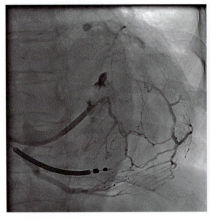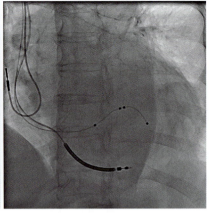

図8 冠静脈解離
テストショットを省略し透視上での走行のみで本幹にカテ先があると誤認し造影した結果，冠静脈解離を生じた（左）．血流は解離とは逆行しており，そのまま手技を継続し最終的には lateral vein にリードが留置された（右）．

心静脈ではそもそも血管径が大きく PCI 時に遭遇する LMT–LCx のようにせいぜい 4 mm 程度の内腔内の操作ではなく 10 mm 以上の内腔内操作となることもあり，ワイヤー操作の技術のみでは静脈選択もリード挿入も不可能である．ワイヤー操作に拘泥することなく 3 パターンほどの自分なりの引き出しを繰り出してもワイヤーが通過しない場合はマイクロカテーテル併用に速やかに切り替える．筆者は好んで Medtronic 社製 図7 を用いており，実際触ってみるとわかるが先端チップは非常に柔らかく静脈解離の危険性を抑えるように設計されている．ここで想定されるような高度屈曲血管の場合はまずは 90°を用い，それでもリード挿入が難しい場合は速やかに 130°へ変更することで有効なバックアップが得られ手技を助けてくれる．

手技時間短縮の観点から避けたい合併症は静脈解離であるがその血流方向からも，その後の手技の続行は可能であることが多い 図8 ．繰り返しになるがカテーテルの愛護的操作，そしてテストショットでの本幹確認からの冠静脈洞径に合わせたバルーンインフレーション後のゆっくりとした造影で本合併症を回避することが望ましい．

▶▶▶❸ 除細動テスト

2015 年に発表された SIMPLE trial 図9 からは除細動テスト未施行の非劣性が報告された．論文では右側胸部への植込み症例が除外されており，裏返すと右側胸部植込み症例の場合は除細動テストを施行すべきと考えている[5]．つまり大多数の CRTD では除細動テストは不要であり，手技時間の短縮に寄与するものと考えている．

最後に

CRT/CRTD のためだけの勉強は無意味であるといささか挑発的な書き出しであったが，意味するところは，PCI とカテーテルアブレーションをバランスよく研修し，若干の特異な解剖について学習することで効率よく「2 時間半以内（最終的には 2 時間以内）に終了する CRT/CRTD」という手技がマスターできるようになることがご理解いただけたなら幸甚である．

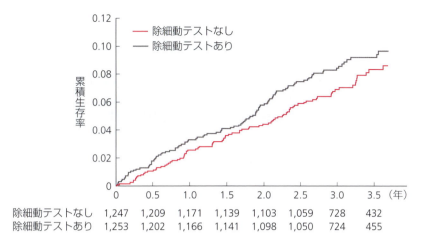

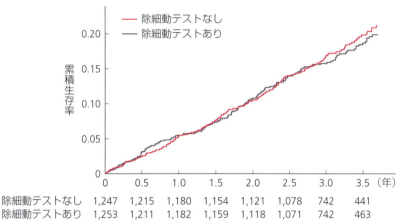

図9 除細動テストを行わない有効性・安全性（Healey JS, et al. Lancet. 2015; 385: 785-91[5]）より改変）
上：一次エンドポイントの複合エンドポイント（不整脈死，適切ショックの不成功），下：二次エンドポイントの総死亡，いずれにおいても除細動テストあり・なしで有意差を認めないことが示された．

■参考文献

1) Phan J, Hayward C, Tay A, et al. The CRT learning curve: a single centre experience. Heart, Lung and Circulation. 2010; 19 Suppl 2: S112.
2) Bongiorni MG, et al; Scientific Initiative Committee, European Heart Rhythm Association. Preferred tools and techniques for implantation of cardiac electronic devices in Europe: results of the European Heart Rhythm Association survey. Europace. 2013; 15: 1664-8.
3) European Heart Rhythm Association(EHRA), et al. 2012 EHRA/HRS expert consensus statement on cardiac resynchronization therapy in heart failure: implant and follow-up recommendations and management. Europace. 2012; 14: 1236-86.
4) Yang F, Kulbak G. A new trick to a routine procedure: taking the fear out of the axillary vein stick using the 35°caudal view. Europace. 2015; 17: 1157-60.
5) Healey JS, Hohnloser SH, Glikson M, et al; Shockless IMPLant Evaluation [SIMPLE] investigatons. Cardioverter defibrillator implantation without induction of ventricular fibrillation: a single-blind, non-inferiority, randomised controlled trial (SIMPLE). Lancet. 2015; 385: 785-91.

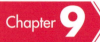

当科のTips & Tricksとこだわり（CRT/CRTD編 PartⅡ）

◆ Author ◆ 千代田循環器内科クリニック **永田義毅**

はじめに

　CRT/CRTD手術は，通常のペースメーカーやICD植込み手術の手技に加えて左室リード植込み手技が加わる．この左室リード植込みが，最も手技時間を左右することになる．そのため，手術を時間軸に沿って行う際には左室リード留置技術のコツを知ることが重要である．左室リード留置の大きな山場は，ガイディングカテーテル挿入と左室リード挿入である．本項では，CRT/CRTD手術における左室リード留置に絞って解説させていただく．

術前の準備

　すべての手術に共通していることではあるが，手技を予定どおり進めるためには術前の準備が大切である．術中，思わぬ事態に遭遇し予定とする手技を変更したとしても大きな時間のロスを避けることができる．

　第一に大切なことは，術中の血行動態維持である．CRT/CRTD手術の対象となる症例は，EF 35%以下の低心機能症例である．術中に発生する出血や不整脈により容易に血行動態が破綻する可能性がある．そのため，通常のデバイス植込み手術よりも細心の注意を払わねばならない．特に重症の心不全症例に対して行う手術において，筆者は大動脈内バルーンパンピングを速やかに挿入できるよう大腿動脈に4Frシースを留置している．

　次に，術前に冠状静脈の解剖を確認しておくことが重要である．CRT/CRTD手術では，冠状静脈洞経由で左室側壁～後側壁付近の分枝に左室リードの留置を行う．手術時間が長引くことは心不全を増悪する要因ともなるため，左室リード留置にかかる時間は短いほうがよい．冠状静脈には極めて多くのバリエーションがあるが，左室リード留置において重要なのは，冠状静脈洞入口部，大心静脈（great cardiac vein），lateral vein，後室間静脈（posterior interventricular vein）である．冠動脈造影の静脈相で解剖を確認しておくことにより，標的とする血管を想定することができる 図1 ．左冠動脈造影で，前室間静脈（anterior interventricular vein）とlateral veinなどの主要血管を確認できる．右冠動脈造影では，後室間静脈を観察しておく．Lateral veinが使えない場合や，後に述べるバックアップ力向上のためガイドワイヤーを後室間静脈へ通過させる手技のために備えておく．ただし，冠動脈造影の静脈相では，冠状静脈の全体像を確認することはできないため，必ず術中に静脈造影を行う．

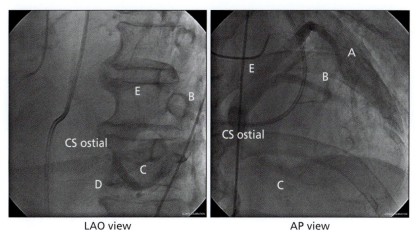

図1
A: 前室間静脈（anterior interventricular vein），B: lateral vein，C: 後室間静脈（posterior interventricular vein），D: 小心静脈（small cardiac vein），E: 大心静脈（great cardiac vein），CS: 冠状静脈洞．

左室リード植込みの基本的な考え方

　0.014インチガイドワイヤーを血管内に進め，左室ペーシングリードを目標部位まで進める．以前は2極のペーシングリードが主流であったため，横隔神経刺激や閾値の高い障害心筋があると留置部位の固定が難しく，大きく時間をロスする原因となっていた．最近は4極のペーシングリードが主流となったため，ペーシング位置を組み合わせることで，以前のような不適切なペーシング部位で悩まなくてもよくなり，手術時間が大幅に短縮した．しかし，術後，CRTの効果を長期間発揮するため，ペーシング部位の調整によってCRTの有効性を高めるためにも良好なペーシングが得られる適切な血管に留置することは重要である．

　左室リードを適切な血管に持ち込むためには，電極通過をサポートする力が電極通過に抵抗する力を上回るようにする必要がある．電極を上手に持ち込むためには，状況によって物理的にどのような力が必要なのかを考えて判断する必要がある．

　電極通過に抵抗する力は，①留置部位からガイドカテーテルまで電極と接触する抵抗，②電極尖端と冠静脈の抵抗である．また電極通過をサポートする力は，①ガイディングカテーテルのバックアップ力，②ガイドワイヤーによるサポート効果である 図2．

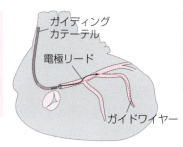

図2 左室リード通過＝電極通過のサポートに働く力＞電極通過に対する抵抗力

ガイディングカテーテルの選択

　左室リードの留置を行うためには，ガイディングカテーテルのバックアップ力は極めて重要な要素である．冠状静脈洞入口は，僧帽弁輪拡大に伴って下方へ偏移し，さらに左室拡大に伴って後方へ偏移する．さらに右心負荷によって右房が拡大するため，リモデリングの程度を考慮してガイディングカテーテルを選択する．術前左室造影で，冠状静脈の偏移が観察できる．図3 は，電気生理学的検査を行った際の左室造影の比較である．冠状静脈へ留置した電極が，僧帽弁輪拡大に伴って後下方へ偏移している様子を理解していただけると思う．筆者は術前冠動脈造影の静脈相と左室造影によってガイディングカテーテルの形状を判断している．

　一般的に先端が長い形状のガイディングカテーテルはバックアップ力が強いが，エンゲージする際の操作はしにくくなる．通常は，Attain Command™ extendhook type（メドトロニック社）がバックアップもよく，さまざまな血管への対応が容易である．しかし，lateral vein の分枝が冠状静脈洞開口部に近い場合，右房が小さい場合は，血管との角度によって静脈解離を生じる危険性を伴うため，Attain Command™ MB-2 type（メドトロニック社）を使用したほうが選択は容易である．長さが足りなくとも，子カテの併用で補うことができる 図4 ．冠状静脈洞の後下方への偏移が強い場合，Attain Command™ 3Dシェイプ（メドトロニック社）がうまくエンゲージすることがある．ただし3Dシェイプのガイディングカテーテルは，形状の柔軟性が失われているため deep seating することができない．バックアップ力をサポートするため子カテ併用は必須である．

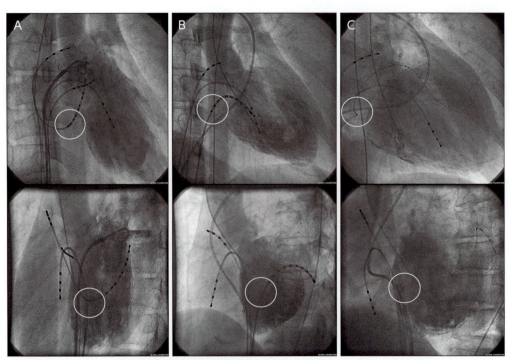

図3 左室リモデリングに伴う冠状静脈洞の偏移
A: WPW（Wolff-Parkinson-White）症候群，B: DCM 左室拡大 軽度，C: DCM 左室拡大 著明．
DCM: 拡張型心筋症．

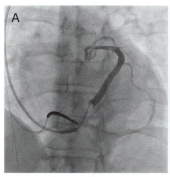 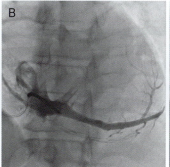 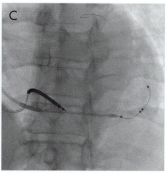

図4 左室リード留置手技（lateral vein 分枝が冠状静脈洞入口部に近い症例）
A: バーマンカテーテルによる冠状静脈造影，B: 子カテによる冠状静脈 lateral vein の選択造影，C: 左室リード留置

　同じガイディングカテーテルでも，エンゲージした位置によってバックアップ力は異なる．良好なバックアップがとれる位置に固定することは極めて重要である．できるだけ lateral vein 分枝入口の近くまで進めておく．左室リード通過を試みている間，ガイディングカテーテルとガイドワイヤーの動きをよく観察する．リードを進めたときに，ガイディングカテーテルが下に落ちるようであればガイディングカテーテルのサポートが弱いことを意味するし，左室リードが大心静脈を真っ直ぐに進み lateral vein へ入らない場合はガイディングカテーテルのサポートは十分だが，lateral vein 方向へのサポートが弱いと考える．

ガイドワイヤーと左室リード植込み

▶▶▶❶ 電極通過に抵抗する力を下げる 図5

　留置部位からガイドカテーテルまで電極と接触する抵抗を下げるためには，ガイドワイヤーを留置している血管を変える，ガイディングカテーテルの向きを変える，などの方法がある．ガイドワイヤーを留置している血管の枝を変えることによって血管壁と接触している角度が変わり通過することがある．

　電極尖端と冠静脈の抵抗を減らすためには，より細いペーシングリードに変更する，通過性の高いリードを選択する，冠状静脈狭窄を拡張する方法が有効である．以前は慢性期のリード脱落を回避するために 5〜6 Fr のリードのほうが保持力が良好であったため，筆者は Attain Performa™ 5.3Fr の M 型リードを好んで使用していた．しかし，最近では Attain Ability™

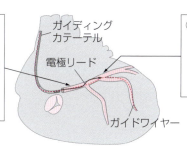

図5 左室リード通過困難時の対処法（1）電極通過に対する抵抗力を下げる

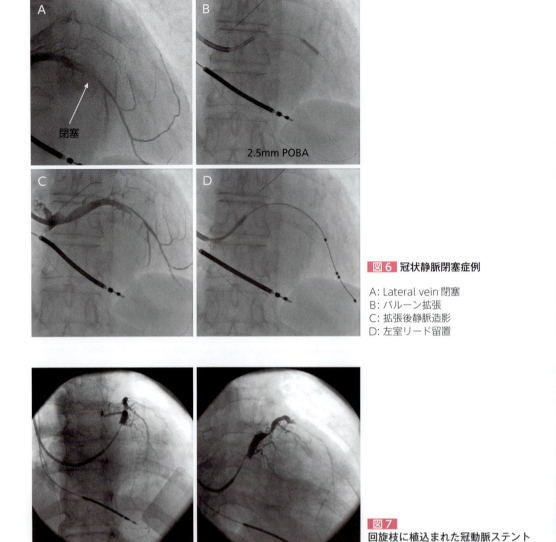

図6 冠状静脈閉塞症例
A: Lateral vein 閉塞
B: バルーン拡張
C: 拡張後静脈造影
D: 左室リード留置

図7 回旋枝に植込まれた冠動脈ステントによって生じた冠状静脈狭窄

4 Fr ペーシングリードが通過性が高く，脱落もしづらくなった．4 Fr，5.3 Fr ともにストレートタイプのリードは通過性がよく，フィンの効果によって固定性が強くなっている．血管径に合せて，より末梢まで到達できるリードを選択することによって，呼吸や体位による変動の影響が少なくなり安定したペーシングを得られると考える．ただ太い lateral vein に細いリードを留置すると心筋との接触が不安定でペーシング不全や閾値上昇を起こすことがある．CRT は長期間安定したペーシングを得ることが目的であるため，通過性のみでなく，植込み後の電極固定性も考慮して選択する．

ペーシングリードとガイディングカテーテルの改善によって，冠状静脈狭窄の拡張を必要とする症例はほぼみられなくなったが，選択肢としては知っておいたほうがよい．拡張する場合，2.5 mm バルーンで拡張すれば Attain Ability™ 4 Fr ペーシングリードを通過させるために十分な血管腔が得られる 図6 ．ただし拡張する際には，血管の屈曲や回旋枝との交差部位など

を考慮して慎重に判断する必要がある．図7の症例は，大心静脈の狭窄が観察されたが，冠動脈ステントによって回旋枝と交差している部位であることに気づくことができた．CRTの対象は重症心不全症例であるため，虚血発作を合併すると容易に血行動態が破綻する．拡張してはいけない狭窄も存在することを知っておいてもらいたい．

▶▶▶❷ 電極通過のサポート力を上げる 図8

ガイディングカテーテルのバックアップ力を上げる方法としては，バックアップ力の高い形状のガイディングカテーテルへの交換，deep seating，子カテの使用である．

子カテの併用は単純にガイディングカテーテルが2重になるため硬くなることによってバックアップ力が増加する．Lateral vein内まで進めることによってサポート力の方向も修正でき，さらに目的とする留置部位の近位部の抵抗を減弱する効果もあるため，バックアップ力は大幅に向上する．Attain Select™ IIシリーズ（メドトロニック社）は，さまざまな尖端の形状が準備されており，素材もやわらかいため血管を損傷する危険性は低い．無理に押さないように注意すれば大きな損傷を起こすことはないため，筆者は積極的に使用している．

ガイドワイヤーでサポート力を上げる方法は，血管遠位部のガイドワイヤーによるアンカー効果を利用する．ワイヤーを末梢まで十分進めることが重要であるが，ダミーワイヤー法，コイルアップ法も有効である．ガイドワイヤーを末梢まで十分進めることにより，末梢血管との抵抗が生まれサポート力が向上する．そのため使用するワイヤーは，プラスチックジャケット

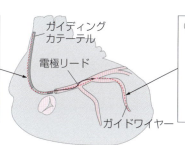

図8 左室リード通過困難時の対処法（2）電極通過のサポートに働く力を上げる

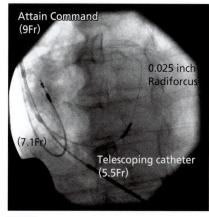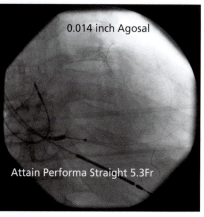

図9 ダミーワイヤー法を用いた左室リード留置手技

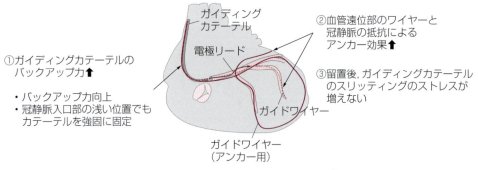

図10 左室リード通過困難時の対処法（3）ガイドワイヤーコイルアップ法

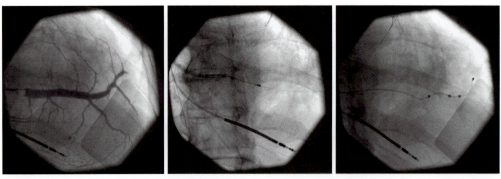

図11 ガイドワイヤーコイルアップ法を用いた左室リード留置手技

タイプよりもコイルタイプのほうがよい．ダミーワイヤー法はワイヤー本数を増やすことによって，このサポート力が向上する 図9 ．2本目のワイヤーは必ずしも同じ lateral vein に通過させる必要はない．できるだけ末梢まで進めることができる血管であればよく，大心静脈から前室間静脈へ留置してもよい．ガイディングカテーテルの血管との同軸性も得られるため，2本目のワイヤーの操作性能を引き出すためにも有効である．子カテと違い，留置後のスリッティング手技が増えないことが利点である．

　さらに，ガイドワイヤーコイルアップ法 図10 は，冠静脈を介して心臓周囲にガイドワイヤーを巻きつける（coil up）方法である．冠静脈は，静脈間同士が細い血管でつながっており容易にガイドワイヤーを通過させることができる．慣れれば子カテなどの特殊なカテーテルを使用せずに，アンカー効果上昇による絶大なバックアップが得られる 図11 ．ただ，ガイドワイヤー操作中に造影して血管の状態を確認できないため（血流方向が手前方向のため），ワイヤーの操作は術者の感触に頼ることになる．冠動脈インターベンションのワイヤー操作に慣れている術者であれば容易な手技であるが，ワイヤー操作中に静脈解離を生じると目標としている血管が閉塞する危険性があるため，無理して血管を通す必要はない．あくまでも左室リードを持ち込むために必要なバックアップ力が得られればよいのである．

まとめ

　CRT/CRTD 植込み手術における左室リード留置について述べた.

　時間軸に沿って予定どおりの手技を終えるためには, 基本的な手技に習熟することに加えて, 最も時間のかかる手技に関しては事前にさまざま状況を想定して準備しておくことである. 左室リード留置は, 冠動脈インターベンションと共通する技術が多い. また, 術中に発生する血管合併症の対応も冠動脈インターベンション術者であれば容易に対応できることが多い. 普段から双方の手技に慣れておくことによって, より洗練された手技になると思われる.

▶▶▶謝辞

　本原稿の作成にあたり, 富山県立中央病院 内科（循環器）臼田和生先生のご協力に深謝いたします.

■参考文献

1) 石川利之, 中島 博, 編著. 心臓デバイス植込み手技 第2版. 東京: 南江堂; 2018.
2) 日本循環器学会, 他. 不整脈の非薬物治療ガイドライン（2011年改訂版）. 2010年度合同研究班報告. http://www.j-circ.or.jp/guideline/pdf/JCS2011_okumura_h.pdf
3) 延吉正清, 木村 剛, 監修. 安藤献児, 編集. 両室ペースメーカー植え込み手技の Tips & Tricks 第2版. 東京: 三輪書店; 2006.

Chapter 10 DDD の時間短縮を目的に やったこと

◆Author◆ 北九州市立八幡病院 循環器内科 **原田　敬**

はじめに

　当院は救命救急センター併設の急性期市中病院である．内科入院患者の 1/3 が急患室経由であるが，実際は肺炎や心不全，めまい，理由不明の不定愁訴などのなかに，ときどき急性冠症候群を始めとする循環器救急疾患が混じる程度である．近隣には全国的に有名な循環器センターがあるため，その他大勢の疾患が当院などの周辺病院に流れているのが現状である．

　カテーテルインターベンションは長年それなりに行ってきたが，不整脈専門医はまだ養成中でアブレーションは最近増えてきたばかりである．ペースメーカー治療は，私が 22 年前に赴任してから開始し，2019 年 1 月現在でおよそ 500 例になった．

　最近，Slender Club Japan が企画したペースメーカー治療に関する研究会に参加し，ペースメーカー植込みの「低侵襲化」，すなわち「時間短縮」という発想に衝撃を受けた．自分の手技を改めて見直すと，反省すべき点も多く感じたため，早速時間短縮に取組むことにした．今回，自分の手技のこれまでの背景と，時間短縮に挑んだ経緯，その後の検証結果を報告する．

ペースメーカー事始め

　今回の新しい取組みを述べるにあたり，これまでの自分の手技を振り返ってみる．

　私がペースメーカー植込みの手技を初めて目にしたのは，今から 32 年前の研修医 2 年目の頃であった．当時は現在の初期研修医のように，いろんな科を 2 年でローテーションするシステムではなく，各々が気に入った（？）医局に所属し，その科のなかで研修を行っていた．私が所属した内科は呼吸器主体で，いくつかの呼吸器疾患・病態別の班に分かれていた．その他に消化器，腎臓，循環器班があり，私は当時マイナー視されていた循環器班に所属することになった．しかし循環器班といっても細分化されていたわけではなく，診断カテや心エコー，ペースメーカーなど何でもやっていた．当時のペースメーカーは VVI がほとんどで，橈側皮静脈のカットダウン法によりペーシングリードを挿入し，少し離れた皮下にポケットを作成，カットダウン部とポケット部の間にリードを潜らせてジェネレーターに接続する方法が主流だった．たかが VVI であったが，少なくとも 2〜3 時間を要していたと記憶している．

　その後，2 年の研修を経て，循環器内科医として歩み始め，市中病院で基礎トレーニングを積むことになったが，専門的な研修を受ける機会は少なかった．私が実際にペースメーカー植込み手技を直接教わったのは，循環器内科医 3 年目，すなわち卒後 5 年目で大学病院に戻ってからで，助手として関わる程度であった．当時デバイス専門医という概念はなく，経静脈的

ペースメーカー植込みは循環器内科医の標準的手技という位置づけであった.

その後,再び市中病院に異動し,その施設の上司から植込み手技のすべてを教わった.このときの植込みスタイルは,DDDもVVIも鎖骨下静脈穿刺であったが,造影ガイドもエコーガイドもなく,ブラインド穿刺であった.1つの手順が完了してから次の手順に移るため,確実だが時間はかかっていた.皮下ポケット内にも止血に時間がかかり,止血も不十分なことが多かったので,植込み後ペンロースドレーンを留置した.植込み後は砂嚢で圧迫し,上肢は1週間固定した.植込み時間は3時間前後かそれ以上だったかもしれない.また,リード線(おそらくMedtronic社製)についていたスリーブの羽は,なぜそれが存在するのかを気にすることもなく,上司の指導で鋏で取り除いていた.

卒後7年目になると,毎年20件くらいの植込み手技を行っていたので,手技も安定してきた.メーカーが主催するペースメーカー講習会に参加したり,本や論文で調べたり,担当業者からペースメーカーの仕組を教えてもらったことで知識も増え,徐々に植込み手技が変わり,手技時間は3時間を切るようになった.まず造影ガイドでの穿刺を行うようになり,穿刺が少しだけ進化した.またDDDの場合,one puncture two sheath法を行うことで,穿刺にかかわる時間が短縮できた.しかしこの方法では,1本のリードを操作すると他方のリードが一緒に動くため,リード固定には時間を要していた.皮下ポケットは穿刺部位とは別の位置に作っていたため,皮下トンネルを作成する手間も必要だった.

私が現在の施設に勤務する前までのおよそ10年間で,自らのペースメーカー植込み経験は,おそらく100例程度となる.記憶にある合併症として,穿刺時の気胸が数件,急性期のポケット感染が数件,植込み後のリード脱落が数件はあったので,今からすると恥ずかしい限りである.植込み時間は2時間を切ることを一応の目標としていたが,なかなか難しいハードルであった.

ペースメーカー植込み,次のステージへ

22年前,循環器内科が立ち上がったばかりの現在の施設に赴任し,早速ペースメーカー植込みを開始した.赴任して数年後,近隣の大学病院に在籍しているデバイス治療で有名な医師に指導をいただく機会があった.最新の知見に基づき,まず心室リードのデフォルトの留置位置を,心尖部から心室中隔へと変更した.当然,心室リードはスクリューインタイプが標準となりリード脱落のリスクも低下するため,固定までの確認作業が減って少し手技時間が短くなった.また指導をいただいた医師から,「どうせリードが脱落するなら入院中のほうがよいんじゃないですか?」というご指摘を受け,術後の安静も大幅に緩和した.入院期間は相変わらず1週間程度であったが,術後は上肢の安静を気にしなくてよいと説明した.実際,安静を緩和してもリード脱落が増えた印象はなかった.

さらに数年後,今度は同じ医師に,心房中隔ペーシングについて指導していただいた.心房中隔ペーシングは,解剖をきちんと把握していないと難しいが,スタイレット形状次第で思ったほどは時間がかからないことも経験した.あらかじめ形状を作ったスタイレットを準備しておくことで,リード固定までの手技がスムーズになった.

以上の経験から,手技時間はわずかに短くなり,ときには2時間を切ることもあった.

衝撃のSCJデバイスライブ，さらに次のステージへ

　2018年6月，川崎市の某施設において，Slender Club Pacing Device Video Liveが開催された．私も吉町会長のお誘いを受け参加した．その内容は衝撃的なものであった．ペースメーカー植込み手技は施設毎にかなり異なること，国内における徐脈治療デバイス植込みの半数以上は非不整脈専門医が行っていること，手技自体にきちんとしたエビデンスが少ないこと，欧米の植込み時間はDDDでも1時間を切ることが多いことなどであり，聴いていて反省することばかりであった．多いに刺激を受けて帰路につき，改めて自分の手技を見直す必要があると確信した．翌週，早速スタッフにこの話題を話し，作業環境や手順の見直しを行い，時間短縮を実践することにした．その結果は最後に示すが，従来は局所麻酔から閉創まで平均90分程度であったものが，60分程度まで短縮した．

時間短縮に向けて行ったこと

❶ ペースメーカー植込みの作業環境

　従来の植込み手技では，患者はカテ台に通常の向き（Cアーム側に頭がくる）に寝させていた．左鎖骨下がデフォルトの植込み位置であったため，術者は患者の左側に立ち，Cアームやテーブルの操作は外回りの医師などに依頼することになる．透視画面は術者の正面にすることができなかったため，患者の足側，すなわち術者の左側に移動させることになった 図1 ．

　この環境での第1の問題点は，まず穿刺のスタイルにある．術者は左を向いたまま手元の針を進めることになるため，術者の視線と穿刺方向が一致しない．特に造影ガイド穿刺では，映像をみながら，あるいは造影で確認できた血管の位置を目指しながら針先を操作することになる．当然，この環境では，視線移動が大きくなり，微妙な調整に手間取る可能性があった．

　次の問題点は，テーブルやCアームの移動である．微妙な位置合わせを行う場合，よほど操作に慣れた助手でなければ，術者が期待する位置に素早く合わせることはできない．テーブルを移動する度に，数秒〜十数秒は余計な時間がかかっていた可能性がある．

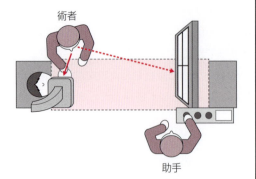 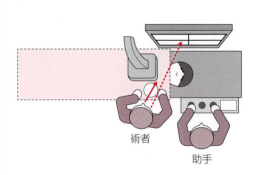

図1 作業環境の改善

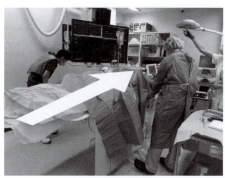
患者は上下逆に寝かせる

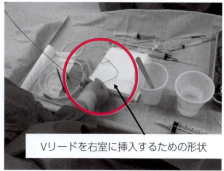
リード，スタイレットは事前に準備
Vリードを右室に挿入するための形状

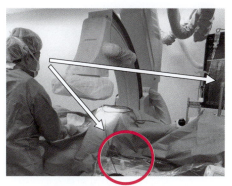
術者の視線移動が最小限になり，
テーブル移動も術者が任意に行える

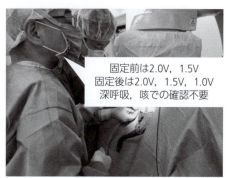
閾値チェックは最小限に
固定前は2.0V，1.5V
固定後は2.0V，1.5V，1.0V
深呼吸，咳での確認不要

図2 改善後の作業環境

　この問題点を解決するために，図2 に示すように，カテ台に載せる患者の向き，パネルの位置などの変更を行った．術者は手元の操作と画面の確認の際に視線移動が少なくなり，穿刺が以前より容易になった．またテーブルやCアームの操作も任意にできるため，細かな調整でフラストレーションを感じることも減少した．

▶▶▶ ❷ 局所麻酔，穿刺，ポケット作成

　従来は透視でおおよその穿刺位置を決めた後に局所麻酔を行い，その後に静脈造影→腋窩静脈穿刺を行った．ガイドワイヤーが右心房に到達した後，穿刺部の高さで皮膚を切開し，皮下ポケットを作成した．この順番でも悪くはないが，切開の際に穿刺部から出ているガイドワイヤーが邪魔になり，ポケット作成に少し時間がかかることがあった．

　そこで，まず最初に静脈造影を行い，静脈の位置を確認し，腋窩静脈の走行に近い位置で切開を行うことにした．先に皮下ポケットを作りポケットの上縁から穿刺を行うことで，静脈と穿刺針が一直線に近くなり，穿刺も行いやすくなった．

▶▶▶ ❸ シース挿入，リード挿入，リード固定

　シース挿入後，心室リードを挿入する．従来は，パッケージに入っていたリードをそのまま挿入し，その後にそれぞれの目的に合わせたスタイレットに交換していた．1つ1つ手順を踏んで手技を進めるので丁寧ではあるが，逆に言えば無駄が多かった．

まず心室リードについては，最初から右心室−肺動脈挿入用のスタイレットを装着し，肺動脈にリードを進めた後，心室中隔用スタイレットに交換，肺動脈から右心室に下ろしながら，最適のポイントを探した．心房はまず下大静脈まで下ろし，心房中隔用に形成したスタイレットに交換し，右房後壁＝中隔と三尖弁，冠静脈動の位置を意識しながら，最適のポイントを探した．

心房，心室ともに，適切と思われる部位にリードが置かれたら，固定前の閾値を測定する．この場合，細かく閾値を刻むことはせず，1.5 V，1.0 V でペーシングできればよしとして，深呼吸テストや 10 V テストは行っていない．

この後，スクリューでリードを心筋に固定し，スタイレットを 5 cm ほど抜いて，リード先端が安定していると判断できたら，固定後の閾値測定を行う．この場合も 1.5 V，1.0 V でペーシングできて，心内心電図で ST 上昇が確認できればよしとした．心房中隔ペーシングでは，心室の far field 電位がときに問題になる．しかし心房波に比べてかなり小さければ問題ないし，blanking period の調整で影響を排除できるため，あまりこだわりを持っていない．実際に，これまでの事例のなかで，far field 電位が問題になった症例を経験していない．

なお 10 V テストは行うが，深呼吸テストはスクリューインリードで中隔に留置する場合，重要度は高くないと考えており，実施しなくなった．閾値が 1.5〜1.0 V の間のみ，5〜10 分後の閾値測定を行うことにしている．

閾値に問題がなければリードを皮下組織に固定する．固定は 1 針のみが基本で，組織が脆くて不安がある場合のみ 2 針としている．

▶▶▶❹ ジェネレーター接続，ポケット洗浄，閉創

閾値が 1.0 V 前後であれば，リードをジェネレーターに接続し，ポケット洗浄に移る．洗浄の主な目的は出血部位の再確認と止血なので，せいぜい 100 mL もあれば十分である．バイポーラーで止血作業を行い，問題がなければジェネレーターをポケット内に収納する．以前はジェネレーターを皮下組織あるいは筋膜に固定していたが，ジェネレーター自体がかなり小さくなっているので，最近はジェネレーターの固定を行わなくなった．

次に閉創作業に移る．まず吸収糸（バイクリル）でポケットの内側を 5〜7 針マットレス縫合する．最後にステープラーで表皮を固定して完了となる．以上の改善点の概要についてを，表1 にまとめてみた．

時間短縮の効果の検討

▶▶▶❶ 目標時間の設定

ペースメーカー植込み時間の短縮は，感染リスクの低減，患者負担軽減，術者やコメディカルの労働生産性改善，被ばく量低減などメリットが多い．一方で，手技が雑になる可能性があり，リード脱落やペーシング不全などの問題が増えることも懸念される．あまり早すぎるのも問題なのかもしれない．しかし目標とする最適な手技時間の設定のための，ペースメーカー手技時間に関する報告は少ない．日本不整脈心電図学会のホームページ（http://new.jhs.or.jp/public/lecture/lecture-3/lecture-3c/）にある，「ペースメーカーの植込み」に関する一般向け

表1 従来法と時短法の比較

	従来法	時短法
ポケット作成	筋膜層まで一気に切開し，鈍的に剥離	
穿刺	造影ガイド，ディスプレイを横目でみながら穿刺	造影ガイド，ディスプレイを正面にみながら穿刺
リード挿入	スタイレットは手順ごとに準備	スタイレットはあらかじめ準備
固定前の閾値測定	5.0 V，3.0 V，2.0 V〜1.0 V 未満まで刻む	2.0 V，1.5 V のみ
固定後の閾値測定	5.0 V，3.0 V，2.0 V〜1.0 V 未満まで刻む 咳，深呼吸，Twich test	2.0 V，1.5 V，1.0 V のみ Twich test のみ
ポケット洗浄	念入りに	出血を確認して止血するだけ

の説明には，「手術時間は約 1〜2 時間です」とあり，一方で英国の NHS のホームページ（https://www.nhs.uk/conditions/pacemaker-implantation/）では「The procedure usually takes an hour」とあった．Eberhardt らは，ペースメーカー手技時間，術者の習熟度，患者の morbidity と合併症との関連について検討した[1]．DDD の手技時間は，初心者で平均 70 分，熟練者で平均 40 分，透視時間はそれぞれ 12 分，6 分であった．また DDD における合併症（皮下血腫など軽微なものも含む）発生率は，初心者で 12%，熟練者で 3% であった 図3．これらのことから，まず我々が目指す手技時間を 60 分以内とした．

▶▶▶❷ 対象と方法

今回の時間短縮導入前後の，手技時間の変化について検討を行った．対象は 2017 年 10 月から 2018 年 10 月までの新規ペースメーカー植込み連続 39 例（男性 17 例，平均年齢 81.8±7.4 歳）で，植込みは経験年数が異なる 3 名の術者（経験年数 2 年程度，10 年程度，20 年以上）によって行われた．前半 24 例が従来法による植込み群（従来法群），後半 15 例が時短法による植込み群（時短法群）とした．この 2 群に対し，患者背景，手技時間，透視時間，被ばく線量，植込みデータなどを比較検討した．統計解析にはフリーの統計ソフト EZR を用い，2 群の比較には χ^2 test および Mann-Whitney U test を用いた．

▶▶▶❸ 患者背景

今回の検討症例 39 例における従来法，時短法群の患者背景を 表2 に示す．年齢，性別，BMI，高血圧，糖尿病，脂質異常，OMI 既往，徐脈診断には有意差はなく，喫煙の有無のみで有意差がみられた．以上から，これらの 2 群はほぼ同等の体形と疾患については，ほぼ同等と考えてよい．

▶▶▶❹ 手技背景

2 群間のペースメーカー手技に関する比較を 表3 に示す．従来群では一部にタインドリードを用いて右心耳に固定した事例があり，時短群では新たに Medtronic 社の SelectSecure System を用いた事例があったことなど，手技内容自体に若干の変更があった．また透視時間と被ばく線量には有意差はないものの，初めて His 束ペーシングを行った事例などがあり，手技時間がむしろ長くなった傾向があった．したがって，次の手技時間の検討では，His 束ペーシン

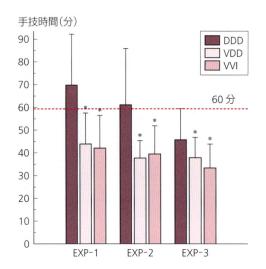
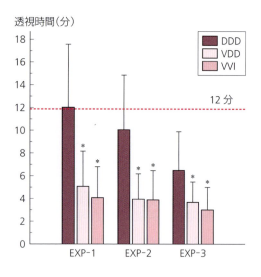
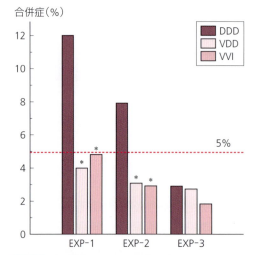

図3 術者の経験レベル，患者背景，手技時間，合併症の検討
(Eberhardt F, et al. Heart. 2005; 91: 500-6[1]より改変)

EXP-1: inexperienced
EXP-2: medium level of experience
EXP-3: high level of experience

表2 患者背景

	従来法 N=24	時短法 N=15	
年齢	83±8 歳	79±6 歳	n.s.**
男/女	9/15	8/7	n.s.*
BMI	22.7±3.2	23.1±4.7	n.s.**
HT+	10/24	7/15	n.s.*
DM+	9/24	6/15	n.s.*
HL+	10/24	7/15	n.s.*
Smoking+	7/24	1/15	p＜0.05*
OMI+	1/24	0/15	n.s.*
AVB/SSS/BradyAf/AVB+SSS	8/11/4/1	6/8/0/1	n.s.*

* χ^2 test **Mann-Whitney U test

表3 ペースメーカー手技背景

		従来法 N＝24	時短法 N＝15	
A	DDD/VVI	16/8	13/2	n.s.
	Appendage/Septal	6/10	0/13	p<0.05
	Tined/Retractable/Screwine™/SelectSecure™	6/8/2/0	0/3/4/6	p<0.05
V	Septal/His-bundle	24/0	10/5	p<0.05
	Tined/Retractable/Screwine™/SelectSecure™	0/18/6/0	0/3/5/7	p<0.05
	Exposure time（min）	18.6±15.7	20.5±12.1	n.s.
	Exposure Dose（mGy）	213±205	244±166	n.s.

* χ^2 test **Mann-Whitney U test

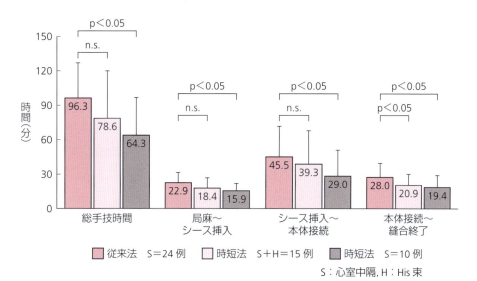

図4 手技時間の比較（Mann Whitney U test）

グ事例の6例を除いた時短群（10例）での検討も加えることとした．

❺ 手技時間の比較

　従来群24例，His束ペーシング6例を含めた時短群（時短S＋H群）15例，含めない時短群（時短S群）10例の手技時間を 図4 に示す．局所麻酔から閉創までの総手技時間は，従来法96分，時短S＋H群79分，時短S群64分で，従来群に比して時短S群で有意な減少がみられた．手順毎の内容をみると，局所麻酔からシース挿入までの時間，シース挿入から本体接続までの時間，本体接続から閉創までの時間はいずれも時短S群で有意な減少を認めた．特にシース挿入から本体接続までの時間短縮が大きく，リード固定の際の閾値測定を短縮した結果が反映されたと思われた．穿刺時間が安定して短くなり，リード固定がより早く確実になれば，よりいっそうの短縮は可能と思われた．

　また 図5 には，すべての症例の手技時間を症例順に並べてみた．従来群のなかにも，症例13，17，20，23のように，ほぼ1時間以内の症例も認められる．いずれの症例も，シース挿入，本体接続までの時間が短く，穿刺とリード固定の時間をいかに短くするがが時間短縮につ

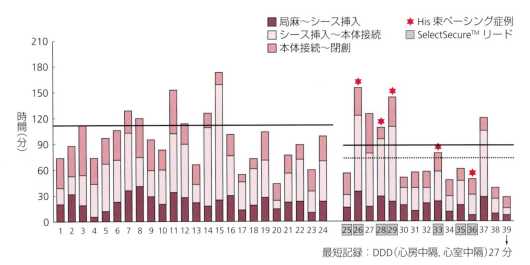

図5 手技時間の変遷

ながることを裏づけている．時間短縮群において，星印をつけた症例は，SelectSecure System を用いた His 束ペーシング植込み症例である．最初の1例目は EP カテで His 束電位を検出し，その電極の位置を参考に心室リードを固定していたため，かなり時間を要していた．このときにガイディングシース C315 HIS は容易に His 近傍にリードを導入できることが判明したため，以後は EP カテを使わず，直接 C315 HIS での留置を行った．ラーニングカーブは存在するが，リード固定までの時間は確実に短くなっている．一方，時間短縮群のなかでも，症例 37 のようにシース挿入から本体接続まで時間を要している事例も存在しており，この要因を分析することで手技をより効率化できる可能性がある．

なお，今回の症例で，最短の植込み時間は DDD で心房中隔，心室中隔にリードを固定した 27 分であった．

▶▶▶ ❻ 植込み時のペーシング閾値，心内電位，リード抵抗

図6 に，従来群，時短 S＋H 群，時短 S 群，His 束ペーシングを行った H 群における，心房・心室の心内電位，ペーシング閾値，リード抵抗を示す．植込み時間を早くした場合，手技が雑になることでこれらの値が悪化することが懸念される．実際には時短法で心房のペーシング閾値が有意に高いことが示されたが，その差は小さく，閾値の 3 倍程度としている通常設定ではペーシング不全の懸念は小さいと思われる．実際には，これらの閾値が 1.0 V 以下であればそれ以上の追求は必要なく，1.0〜1.5 V の場合のみが植込み部位の再検討対象ではないかと推測している．

▶▶▶ ❼ 考察

今回の検討は，従来法と時短法の 2 群のペースメーカー植込み手技内容（リード固定部位，使用デバイス）が同一ではなく，完全な比較はできないが，穿刺とリード固定の時間短縮が最も重要なポイントになることは明白だろう．今回の植込み手技では，術者の経験の差も影響しており，手技の工夫をいかに共有できるかも課題である．

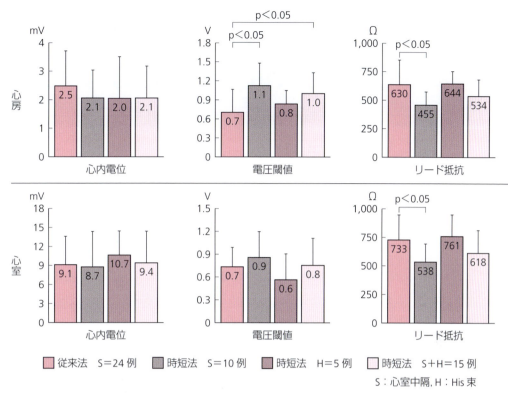

図6 植込み時データの比較（Mann Whitney U test）

また，データには表れていないが，術中に進行状況を術者が逐一宣言することも重要ではないかと感じている．1つの手順が完了した際，「シース挿入しました」，「心室リード固定しました」などと宣言すれば，コメディカルは次の動作に動きやすくなり，不要な待ち時間が減少する．

今後は，このような作業環境の検証も必要になるだろう．

結語

今回の手技の見直しやその前後の検討を通じ，従来のペースメーカー手技のなかに，エビデンスに乏しかったり，実際には不要な手順が含まれていることなどが明らかとなった．また手順を効率化しても，植込みデータには大きな影響がないことも判明した．こうなると，もはや以前の手技内容には戻ることはできない．今後は，時間短縮によって，リード脱落などの急性期合併症やペースメーカー感染などの遠隔期合併症が増加しないのかにも注目していきたい．

■参考文献

1) Eberhardt F, Bode F, Bonnemeier H, et al. Long term complications in single and dual chamber pacing are influenced by surgical experience and patient mobility. Heart. 2005; 91: 500-6.

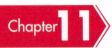

Chapter 11 CRT/CRTDに PCI techniqueを活かすこと

◆ Author ◆ 湘南鎌倉総合病院 循環器科 **飛田一樹**

はじめに

　左室リードの挿入は，ガイディングカテーテルとガイドワイヤーを用いて行う，いわばカテーテルインターベンションである．確かに我々インターベンショナリストはこれらの操作に習熟しているが，逆に右心系の解剖や刺激伝導系の理解が乏しい．よりよい植込みのためには，両者に習熟する必要がある．本稿では，主に左室リードの挿入を主体に，日常で動脈系のインターベンションで使用している技術の応用を紹介する．

動脈系インターベンションとの違い

　まず，解剖に大きな違いがある 表1 ．冠動脈は3層構造となっており壁厚が厚いが，冠静脈は薄い．加えて，左心系が大きくなるに従い蛇行も強くなり，冠静脈洞自体が大きいため血管径も部位によって大きく異なる．これらの特徴から，デバイスを通過させる際に血管が大

表1 冠動脈と冠静脈の比較

	冠動脈	冠静脈
壁構造	厚い	薄い
血管径	2〜5 mm	2〜10 mm以上
蛇行	動脈硬化に準ずる	強い
カテーテルの種類	豊富	少ない

きくたわみ，右側からの留置症例にてその傾向はより顕著である．経皮的冠動脈形成術（percutaneous coronary intervention：PCI）と同様，デバイス通過にはカテーテルの同軸性が重要だが，このたわみによってデバイス通過が困難なことが多い．そのため，ガイドワイヤーのサポート性が非常に重要となる（後述）．

　普段使用されるchild catheter（子カテ）などは心臓再同期療法（cardiac resynchronization therapy：CRT）移植の際も使用可能だが，デバイス通過自体が分枝の入口部から困難なことも多く，動脈系のインターベンションほど容易ではない．加えて，child catheterの種類も各社により異なっており，ST-01™（Terumo社）やCokkate™（ASAHI INTECC社）などに比較しても，ピールアウェイを前提としているため性能もよくはない．手技も煩雑となるため，せっかく挿入した左室リードがカテーテルの抜去の際に移動してしまうという憂きめをみることもある．

ガイディングカテーテルの選択と挿入

　循環器内科医となった医師3年目の際，指導医の先生に「PCIはガイディングが8割」というご指導をいただいた．前述のように，バックアップが非常に重要となるため，これは左室リードの持ち込みの際も同様である．各社さまざまな形状のカテーテルが発売されているが 図1 ，右房の大きさだけでなく，血管の蛇行や左室拡大に伴う心臓の回転なども因子となる．慣れるまでは各社の最も汎用性が高いカテーテルから使用したほうがよいかもしれない．なお，ガイディングの挿入の際に，シースを使用する方法（indirect puncture）と使用しない方法（direct puncture）がある．ガイディングカテーテルを交換することを考慮するシースがあったほうがよいかもしれないが，筆者は direct puncture を強く勧める．橈骨動脈・遠位橈骨動脈アプローチのような動脈系と異なり，血管の攣縮は非常に少ない．また，シースを使用すると2 Fr 分の口径差が出てしまうため，固定の際にスリーブで穴を塞いでも，慢性期に穿刺孔から出血して血腫になることがある．左室リードの挿入の際も，低侵襲が重要である．

　バックアップサポートが足りないからと，大きめのカーブの形状を勧められることもある．しかし，大きいカーブを使用しても，心房や冠静脈洞自体が大きくたわんでしまうため，active backup を得ることは難しい．むしろ，冠静脈洞への挿入が困難となるため，最初から大きめのカーブを選択することは勧められない．

　手術野が左鎖骨下か右鎖骨下かも，ガイディングカテーテルの挿入とバックアップを左右する．近年は大部分の症例が特に問題がなければ左鎖骨下に術野を持ってくることが多いと思われるが，上肢からの動脈アプローチと同様，カテーテルの走行が変わる．基本的に動脈系と同じイメージであり，左側からのアプローチでは側壁側（右側）のやや前方を，右側からのアプローチではそれよりも血管や心房の中央にカテーテルの軸が偏位する．そのため，カテーテルの軸から冠静脈洞の距離が短くなるため，RV curve のような専用の形状を選択すると，手技がやりやすくなる 図1 ．

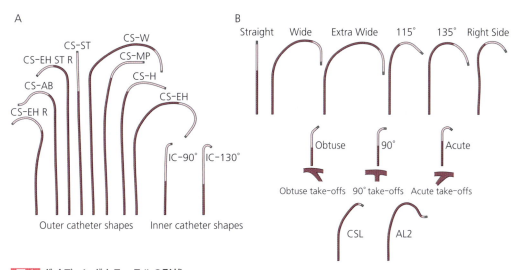

図1　ガイディングカテーテルの形状
A: Boston Scientifics 社，B: Abbott 社それぞれより提供の写真をもとに作成．

135

続いて，挿入の実際である．冠静脈洞は低位右房の中隔側に位置しているが，心拡大が顕著であればより後方に，若年であったり立位心であればやや上方に偏位することがあるため，可能であれば術前の冠動脈造影の静脈相を確認したり，CT を確認することが肝要である．しかし，だいたいの症例では，基本的に冠静脈洞自体が大きいため，回転と押し引きの動作で挿入は可能である（direct cannulation）．方法としては，三尖弁近傍にカテーテルの先端を持っていき，軽く押しつけた状態で反時計回りに回転させていくと挿入できる．これは，左冠動脈に extra backup type のガイディングカテーテルを持ち込む際の挙動に似ている．この際，三尖弁を越えて強く押しつけてしまうと，His 束を傷つけて無用な刺激伝導系の障害を作成することもあるので，注意が必要である．

Direct cannulation が困難である場合は，floating wire technique のようにワイヤー先行での挿入を行う（supportive cannulation）．近年のガイディングカテーテルは比較的安全に作られているが，deep engage をカテーテルだけで行おうとすると，薄い冠静脈洞は容易に解離する．そのため，ワイヤーやインナーカテーテルを使用したほうが安全性も担保される．また，前述のように高位起始の冠静脈洞に対しては，診断カテーテルの併用が効果的である．IMA，AL1 などの形状を用いると，ワイヤーが挿入可能となる．それでも挿入が困難であれば，EP 用の電極カテーテルを使用することもある．

症例を提示する．ペースメーカーから CRT へのアップグレードを行う症例であったが，入口部が上向きとなっていた．以前の心房細動のアブレーションで冠静脈洞の入口部が傷ついたのか，狭窄もきたしていた印象である．JR4，AL1 などの診断カテーテルのサポートで，0.035 インチワイヤーや 0.014 インチワイヤーを操作したが，サポート性が乏しく先端が入るものの進んでいかなかった．そのため，電極カテーテルを小刻みに進めることで挿入ができ，ガイディングカテーテルを進めることができた 図2 ．地域によって異なるが，CRT の移植の際に電極カテーテルのコストが通らないことがあるため，その点は注意が必要である．

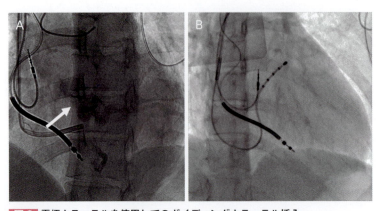

図2 電極カテーテルを使用してのガイディングカテーテル挿入
A: 冠動脈から造影し直した冠静脈像．矢印は上向きに開口した冠静脈洞．B: 冠静脈洞用の電極を先行させている像．

PCI technique の応用

　前述のように，左室リードを進めることにはガイディングカテーテルのサポート性が重要である．PCI や末梢動脈治療（endovascular treatment：EVT）において，デバイスの通過性や backup support を高めるためには，いくつかの方法がある．

- ガイディングカテーテルのサイズアップ
- ガイドワイヤーのサイズアップ
- Anchoring technique
- Buddy wire technique
- 子カテの使用
- Sheath extension system の使用
- サポートワイヤーへの置換

　CRT 移植においては，ガイディングカテーテルの形状はさまざまでも径は1種類であり，サイズアップやバルーンによる anchoring は不可能である．また，sheath extension system も導入されていない．加えて，左室リードは over the wire（OTW）の 0.014 インチワイヤーしか通過しないタイプであるため，それ以上のサイズのワイヤーも使用はできない．結局，buddy wire technique，子カテ（Mother & Child technique），サポートワイヤーの使用が残された手段となる．そのなかでも，動脈系と異なり血管壁が薄くたわむため，軸となるワイヤーの安定性，サポートワイヤーの重要性が高い．

　以下に，症例ベースで各々の technique をあげていく．なお，CRT の際は冠動脈用ではなく末梢用のデバイスを使用するため，その点を注意されたい．

▶▶▶サポートワイヤーへの変更

　当院では，サポートワイヤーは Spindle™（ASAHI INTECC 社）もしくは Aguru Support™（Boston Scientifics 社）を使用している．いずれもシャフトが硬いため，屈曲の多い冠静脈では，非常に有用性が高い．症例は一見ストレートな第一後側壁枝だが，分岐した部位だけ屈曲が強く，左室リードを進めようとするとリードが冠静脈洞本幹にたわんでしまう状態であった．そのため，左室リードの先端だけ分枝に入った状態で Spindle™ に変更し，末梢まで進めた．サポートワイヤーの使用下では，容易に左室リードを持ち込んでいる 図3 ．

　サポートワイヤーの欠点は，操作性が悪いことである．難渋するような症例では，ファーストワイヤーを先に進め，マイクロカテーテルで交換したほうが容易である．本症例は屈曲でリードが進まなかった血管へ Runthrough Peripheral™（Terumo 社）を進め，Caravel MC™（ASAHI INTECC 社）を持ち込んでいる．Caravel MC™ を介して Spindle™ に置換し，左室リードの持ち込みに成功した 図4 ．

▶▶▶Parallel wire technique

　冠静脈洞も高位分岐であったり，細径であったりする場合は，ガイディングカテーテルの挿入は難しくなる．そのような状況で，入口部から分枝への距離が短いと，カテーテルを引かなければならず，外れてしまうリスクと闘わなければならない．そのような状況下では，2本の

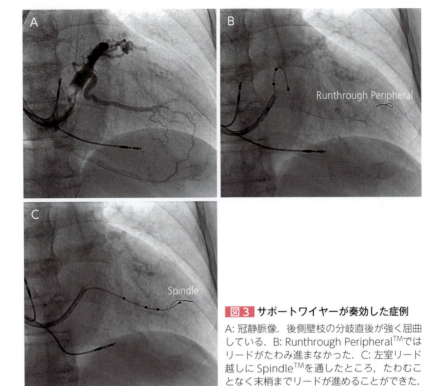

図3 サポートワイヤーが奏効した症例
A: 冠静脈像．後側壁枝の分岐直後が強く屈曲している．B: Runthrough Peripheral™ではリードがたわみ進まなかった．C: 左室リード越しにSpindle™を通したところ，たわむことなく末梢までリードが進めることができた．

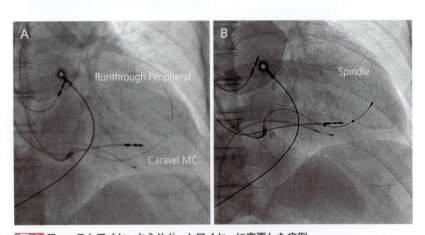

図4 ファーストワイヤーからサポートワイヤーに変更した症例
A: Runthrough Peripheral™をCaravel MC™を併用して進めた．B: Spindle™に置換し，リードの持ち込みに成功．

ガイドワイヤーを使用すると，安全にワイヤーを進められる．幸い，左室リード用のガイディングカテーテルも，リードと0.018インチワイヤーまでの併用は，各社可能である．

提示するのは，冠静脈洞が高位分岐かつやや細径で，ガイディングカテーテルの挿入に難渋した症例である．目的とする第一後側壁枝は冠静脈洞から2 cm程度で分岐していた．そこで，本幹にAgosal™を進めてガイディングカテーテルを浮かせ，先端の位置を調整した．カテーテルの安定性も増すため，容易に第一後側壁枝にワイヤーを進められている 図5．

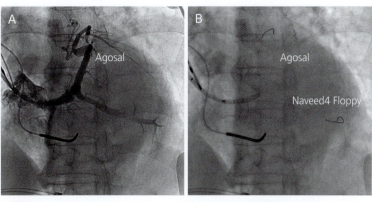

図5 Parallel wire technique にて側枝へワイヤーを選択した症例
A: 先端が疎水性のワイヤー（Agosal™）を本幹に入れて押し，ガイディングカテーテルを少し浮かせている．B: リードデリバリー用のNaveed4 Floppy™を後側壁枝にクロスした．

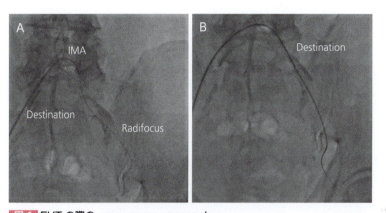

図6 EVT の際の cross-over approach
A: IMA の先端のカーブを利用し，Radifocus™を対側枝にクロス．B: Radifocus™と IMA を軸にし，ガイディングシース（Destination™）を進めている．

▶▶▶ 診断カテーテルを用いての側枝へのワイヤークロス

　前述のように，後側壁枝の起始部は，屈曲していることが多い．左室リードも spiral type を使っていればある程度の角度がつけられるが，ガイドワイヤーが入ると伸びてしまうので，ワイヤークロスに難渋する症例もしばしばである．その際は，下肢のインターベンションの cross-over approach の応用で，診断カテーテルを使用すると奏効することがある 図6 ．0.014 インチワイヤーは操作性に優れているが，分枝を進めようとする際に冠静脈洞でたわんでしまい進まない．そのような際は JR4 や IMA を用いて方向づけを行い，ワイヤーを進めていく．もし 0.035 インチワイヤーを進めた際は，診断カテーテル越しにサポートタイプの 0.014 インチワイヤーに変更すれば，左室リードの持ち込みは確実である 図7 ．ただし，診断カテーテルで冠静脈洞が解離させると，分枝へのワイヤークロスがかなり困難となるため，操作は下肢動脈以上に注意されたい．

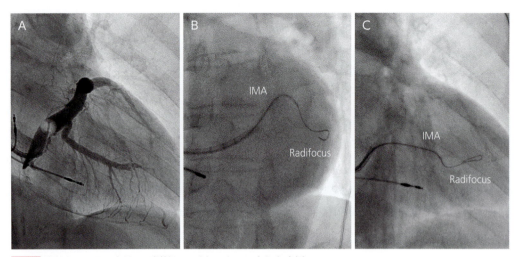

図7 診断カテーテルを用いて側枝にワイヤークロスをした症例
A: 冠静脈像．B: IMAのサポートでRadifocus™をクロス．C: Radifocus™に沿わせてIMAを進めた．その後Spindle™に置換し，リードを持ち込んだ．

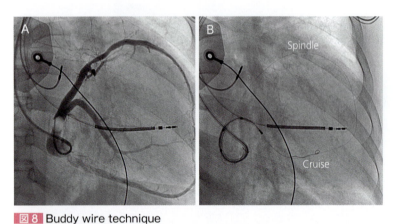

図8 Buddy wire technique
A: 冠静脈像．後側壁枝は比較的屈曲が少ないが，心拡大のため冠静脈洞が大きく偏位している．B: Spindle™にCruise™をBuddyとして用い，左室リードを進めた．

▶▶▶Buddy wire technique

　CRT用のガイディングカテーテルでも，buddy wire techniqueは可能である．血管の屈曲の強い左室リードの持ち込みにおいては，もう1本のワイヤーを持ち込むことによる，①血管の伸展，②デリバリーの際の摩擦抵抗軽減（レール効果），③サポート性の向上，などの効果が得られる．

　当院では，サポートワイヤーを使用してもデリバリーが困難の際の，第一選択としている．症例は一見屈曲がそれほど強くない第一後側壁枝だが，よく観察すると冠静脈洞が左室拡大により偏位し，入口部が屈曲している．そのため，ガイディングカテーテルをdeep engageしてもbackup supportが弱く，左室リードが持ち込めなかった．そこで，滑りのよいプラスティックコーティングのワイヤーを用いてbuddy wireにしたところ，リードの移植に成功した**図8**．屈曲が強いために2本目のワイヤーを持ち込めない事態では，Navicross™（Terumo社）やCX-I™（Cook社）といった0.035インチワイヤー対応のマイクロカテーテルを使用する

と，うまくいくことがある 図9．Crusade™（カネカメディックス社）などの rapid exchange type のマイクロカテーテルも選択肢にはあがるが，ワイヤーが同一の腔にないこと，先端がやや硬く通過性に難があることを理由に，筆者は 0.035 インチワイヤー対応の柔らかいマイクロカテーテルを勧める．

▶▶▶ Mother & Child technique（子カテの使用）

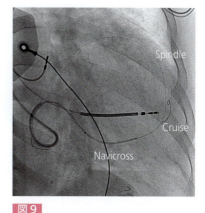

図9
Navicross™を用い，2本の 0.014 インチワイヤーを持ち込んでいる．

前述のように，冠静脈は全体的に壁が薄く末梢と近位部での血管径差が大きいため，デリバリーの際に血管がたわむことで持ち込み困難なことが多い．また，各社先端の屈曲が強い製品が多く，flexibility も強くない．そのため，子カテは目的とする血管に deep engage すればするほど効力を発揮するが，子カテ自体が進まないという事態に多々遭遇する．血管がある程度細径で狭窄を伴い，ガイドワイヤーが深く入っているときには，Mother & Child technique が奏効する．

後側壁枝に狭窄と屈曲が強かった症例に子カテを適応としてみた．狭窄が指摘されていたため，まずバルーンによる拡張を行ったが，リードは進まなかった．そのため，ガイドワイヤーを micro channel を経由して右房まで出し，バルーンを萎ませるのと同時に子カテを進めていった．その状態でリードを持ち込み，後は子カテを引くだけで良好な位置に留置が可能であった 図10．

▶▶▶ 0.035 インチワイヤーの使用

0.014 インチワイヤーに比して操作性には劣るが，0.035 インチワイヤーが通ってしまえば，カテーテルの挿入はより安定する．

今回適用したのは，僧帽弁狭窄症に対して外科的弁置換術を受けた既往があり，心房細動も

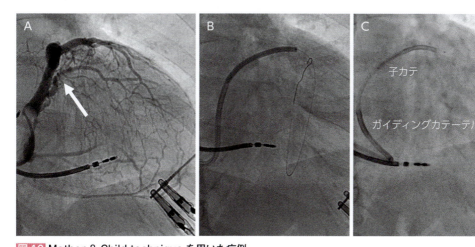

図10 Mother & Child technique を用いた症例
A: 屈曲と狭窄を伴う後側壁枝，B: バルーン拡張，C: バルーンのデフレーションと同時に子カテを進めている．

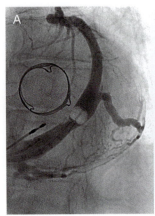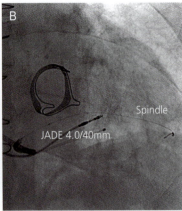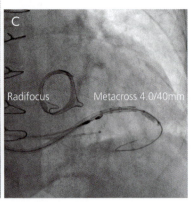

図11 0.035インチワイヤーが奏効した症例
A: 冠静脈像．B: Mother & Child techniqueを行うため，サポートワイヤーの使用下に通過性のよりバルーン（JADE™）を進めたが，バルーンすら通過しなかった．C: 0.035インチのRadifocus™を通過させ，Metacross™にてanchoringをすることでガイディングカテーテルを直接進めている．

あることから両房の強い拡大をきたし，低心機能と房室ブロックに対してCRT移植となった症例である．冠静脈の入口部から後側壁枝までの流れは比較的ストレートにみえるが，心拡大により入口部の捻れがあることと右側からの留置であることから，屈曲点が多くなってしまっていた．ワイヤークロスは容易であるが，0.014インチワイヤーでは左室リードの持ち込みはおろか子カテ用のバルーンすら通過しなかった．そのため，0.035インチのRadifocus™（Terumo社）をクロスし，バルーンによるanchoringを行い，ガイディングカテーテル自体を進めた．これにより，リードの持ち込みに成功している **図11**．

なお，深く入っていないRadifocus™は滑りがよいため操作中に抜けてくることがある．そのため，anchoring用のバルーンはOTW typeではなくrapid exchange typeのMetacross™（Terumo社）が安全である．

▶▶▶ディスロッジ時の再挿入

苦労した症例でのディスロッジ，非常にストレスフルである．ただストレスなだけではなく，ガイディングカテーテルの再挿入や通過した血管の解離の可能性など，注意すべき点があるため，可能な限り冠静脈洞からワイヤーは抜きたくない．以下に実際の症例をベースに，方法を紹介する．

まず左室リードが冠静脈洞内で引っかかっていれば，0.014インチワイヤーを進める．このときは可能であればサポートワイヤーがよいが，シャフトの硬さで挿入途中にリードが抜けてしまうことがあるため，無理せずファーストワイヤーでもよい．続いて，ガイドワイヤーを残したまま左室リード抜去し，18G穿刺針の外筒を用いて2本目の0.014インチワイヤーを進める．この際，リードが抜けた孔で余裕があるため，前述の0.035インチワイヤー対応のマイクロカテーテルでもよいが，長いカテーテルを通している際にガイドワイヤーが抜けるリスクがあるため，18G穿刺針外筒のほうが安全である．2本の0.014インチガイドワイヤーが通過していれば，それに沿ってガイディングカテーテルをdirect punctureするのは容易である．この際も冠静脈洞に入っているガイドワイヤーが抜けないよう，細心の注意を必要とする **図12**．

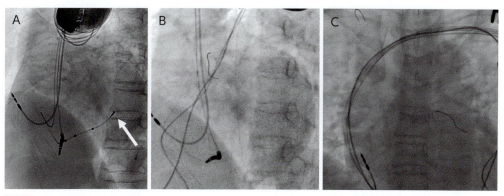

図12 ディスロッジした症例
A: もともと後側壁枝に留置していた左室リードが，冠静脈洞まで落ちている．B: ガイドワイヤーだけ残して左室リードを抜去した状態．C: 2本の0.014インチワイヤーを軸に，direct puncture したガイディングカテーテルを進めている．

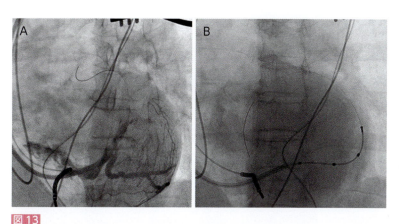

図13
A: ディスロッジした後のCS造影．もともと留置していた第二後側壁枝だけでなく，冠静脈洞にも血栓を認めている．B: 同じ枝は諦め，第一後側壁枝にリードを持ち込んだ．

　ガイディングカテーテルが入った後は，造影を再度行う．画像のように留置していた血管だけでなく，本幹にも血栓が沸いてくることもある．この場合，元の血管に留置し直すのは困難であり，徒に手技時間も長くなってしまう．そのため，本症例のように手前側の枝からワイヤーを取り直し，リードを持ち込んだほうが容易かつ確実である 図13．

▶▶▶ Externalization

　我々のなかで『奥義』と呼んでいる，まさに最終手段である．冠動脈や下肢動脈でもワイヤーを1周させてガイディングカテーテルに戻すことで，ワイヤーの両端を抑えることで強力なbackup support が得られる 図14．これを，CRT移植にも応用が可能である．

　当院で初めて施行した症例であるが，70歳代の左脚ブロックの患者であり，血液透析を10年来受けていた．心拡大が顕著であることに加え，静脈系だが石灰化が非常に強い状態であった．何とか1本のガイドワイヤーを通したが，ガイドワイヤーを1周させて冠静脈洞へ戻す，サポートワイヤーへの置換，buddy wire technique, Mother & Child technique のいずれもが効

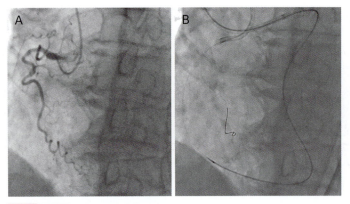

図14 冠動脈での externalization
対側の retrograde より進めたワイヤーを antegrade のガイディングカテーテルへ通過させ，体外まで出している．

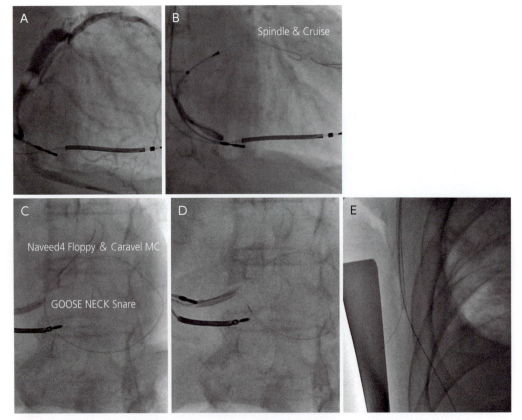

図15 Externalization の実際
A: 冠静脈像．B: Buddy wire が効果がなかった．Mother & Child technique など他の手段も試しているが，リードは進まなかった．C: ガイドワイヤーを1周させ，GOOSE NECK Snare™ で掴んでいる．D: ワイヤーをガイディングカテーテルに引き込んでいるところ．E: 体外まで引き出したワイヤー．

果がなく，術者は途方に暮れた．そこで，再度ファーストワイヤーに戻して冠静脈洞からガイディングカテーテルにランデブーをしようとしたが，ワイヤーとカテーテルの軸が合わないため，スネアで掴んで externalization とした 図15 ．1周させたガイドワイヤーを介して ante-

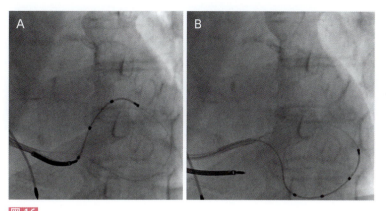

図16
A: antegrade よりリードを持ち込んでいる像. B: retrograde よりリードを持ち込んでいる像.

grade にも retrograde にも左室リードを進めることができたが，より深く嵌入できた retrograde を採用としている 図16．

　本症例のような難渋症例はなかなか経験されないが，当院でも他の手段でリードが持ち込めないときに採用し，2019年1月までに6例の経験がある．いずれも左室リードの移植に成功しているが，1例だけ血管損傷による開胸修復術を必要とした．その症例では，目標とした位置にリードを持ち込んだ後，ガイドワイヤーを抜去する際に反作用でリードの先端が進んでしまい，細い血管に進んだことで血管損傷をきたしてしまった．このような事態を防ぐためにはいくつかの注意点がある．まず，目標とする血管に関しては，リードに対して細すぎないかどうか，最初の造影による確認が必須である．また，externalization した時点で backup support は強固となっているので，硬いシャフトのサポートワイヤーではなく通常のワイヤーのほうが，抜去のことを考えると安全かもしれない．また，ワイヤー抜去の際に先端に進行方向の反作用がかかるため，助手にリードを抑えるか少し引いてもらうくらいの力をかけたほうがよい．

　毎回行うような手法ではないが，まったく他の手段が奏効しない症例では，多大な力を発揮してくれる．一手段として，知っておいて損はないと思われる．

▶▶▶その他

　ファーストワイヤーの選択は術者の好みで選択してよいと考えている．しかし，ハイドロプラスティックコーティングのワイヤーを使用する際は注意が必要である．血管解離や小血管への迷入は冠動脈と同様であるが，左室リードの先端部との干渉で，不透過部分が削れることがある．削れたコーティングが玉になると，ワイヤーが抜けなくなるためリードごと抜かなければならなくなるし，先端断裂のリスクも伴う．先端荷重が軽いワイヤーは手技中に屈曲もつきやすいので，慣れるまでは注意が必要である．

最後に

　PCI technique を活かした左室リードの移植の方法を列挙した．これらの手法は手技時間の

短縮にも寄与し，難渋症例に対する成功率も向上させる．デバイスの種類が少ない分，technique で対処しなければならない事態もあるかもしれないが，他にも PCI/EVT の technique の応用があるかもしれない．ここまで述べてきたのは，あくまで一例と考えるが，先生方の治療の一助となれば，幸いである．

Chapter 12

各施設ではどんな手技を行っているのか
─時間軸に沿った手技内容の解析

◆Author◆ 北九州市立八幡病院 循環器内科 **原田 敬**

湘南鎌倉総合病院 循環器科 **飛田一樹**

目的

国内での不整脈治療デバイス植込み時間に関する報告はきわめて少ない．そこで今回の企画にあわせ，いくつかの施設にデバイス植込み時間に関するアンケート調査を行った．短期間での調査のため，詳細な分析はできなかったが，特にペースメーカー植込みに関しては一定の傾向を掴むことができた．ここにその検討結果を報告する．

対象と方法

対象は，Slender Club Japan に参加している医師が所属する施設で，各病院の会員宛に 2018 年 12 月からの 1 ヵ月間の植込み時間に関するアンケートファイルをメールで送付し，回収し得た 14 施設，68 症例である．アンケート内容と回答した施設を 表1 に示す．アンケート項目のうち，欠損値が少ない入退出時刻を除外し，複数のリードの場合は個々の操作時間をまと

表1 アンケート項目と回答施設

No	アンケート項目	地域	施設名
1	Device 種類	宮城県	石巻赤十字病院
2	リード本数	愛知県	一宮西病院
3	入室時刻	福岡県	北九州市立八幡病院
4	局所麻酔開始時刻	栃木県	国際医療福祉大学病院
5	皮切開始時刻	北海道	札幌東徳州会病院
6	穿刺開始時刻	石川県	心臓血管センター金沢循環器病院
7	リード①操作開始時刻	神奈川県	湘南鎌倉総合病院
8	リード②操作開始時刻	北海道	市立函館病院
9	リード③操作開始時刻	福岡県	聖マリア病院
10	リード・デバイス固定開始時刻	東京都	東海大学医学部付属八王子病院
11	皮下縫合開始時刻	東京都	東京西徳州会病院
12	真皮縫合開始時刻	東京都	日本大学病院
13	縫合終了時刻	東京都	東大和病院
14	退室時刻	北海道	北海道循環器病院

(あいうえお順)

めて検討した．ご多忙のなか，また回答期間が短いなか，回答していただいた施設に感謝する．

結果

▶▶▶❶ デバイス別の植込み手技時間

図1 に各種植込みデバイスの数と，デバイス毎の植込み時間のドットプロットを示す．デバイスの内訳は，CRT-D 3例，CRT-P 1例，ICD 8例，MICRA 6例，ペースメーカー（PM）50例であった．局所麻酔から閉創までの総手技時間は，CRT-Dが121.0±53.1分，CRT-Pが100分，ICDが123.1±33.2分，MICRAが34.2±8.4分，PMが96.2±38.4分であった．症例数が少ないCRT-P/D，ICD，MICRAは今回の検討から除外し，ペースメーカー植込み手技に関してのみさらに検討を行った．

▶▶▶❷ ペースメーカー植込み手技における，各手順毎の手技時間

ペースメーカー植込み50症例のうちDDDは47例で，残りがSSIであった．今回の検討ではSSIが少ないため，両者をあわせて検討を行った．

図2 には局所麻酔から閉創完了までの総手技時間，各手順：ポケット作成，穿刺，リード挿入から固定までのリード操作時間，リード接続から本体をポケットに収めるまでのデバイス固定時間，皮下縫合と真皮縫合（2施設はステープラー使用）完了までの閉創開始から終了までの時間を示す．総手技時間は，図1 のドットプロットに示すように，最短33分から最長197分まで広く分布し，平均は96.2±38.4分であった．中央値は92.5分で，半数は約1時間半で手技を終えていた．ポケット作成時間は9.4±7.1分，穿刺時間は12.3±11.1分，リード操作時間は42.5±23.1分，デバイス固定時間は8.5±7.3分，閉創完了時間は21.9±12.4分であった．

▶▶▶❸ 総手技時間，各手順の所要時間相互の関連性

図3 に，今回の検討項目である総手技時間と，各手順の所要時間の相関行列図を示す．当然，各手順は手技の習熟度を強く反映しているため，当然一定の相関が認められることは予想

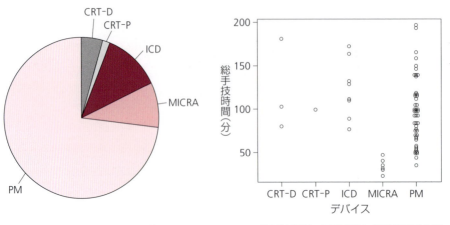

＊総手技時間：局所麻酔から閉創完了まで

図1 全症例のアンケート調査結果

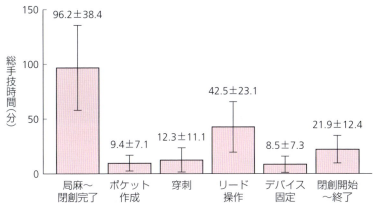

図2 ペースメーカー植込み手順毎の手技時間

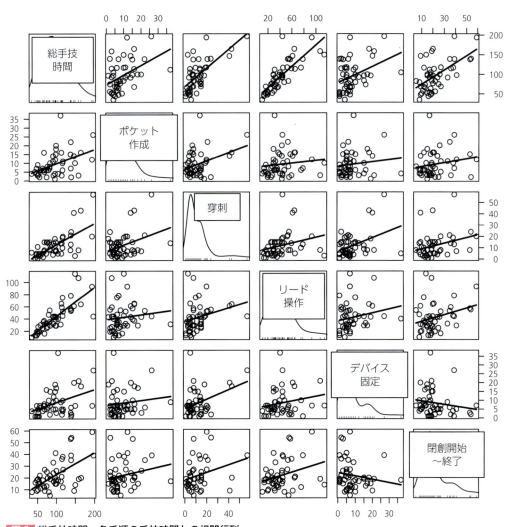

図3 総手技時間，各手順の手技時間との相関行列

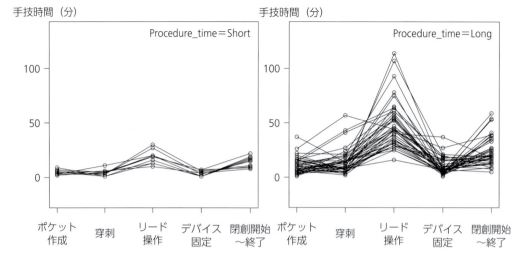

図4 総手技時間1時間で分けた，各手順毎の手技時間の違い
局所麻酔から閉創完了まで．60分以上: Long（N=52）／60分未満: Short（N=16）

されたが，総手技時間と穿刺時間，総手技時間とリード操作時間の間の相関がきわめて強い以外は，有意な相関は認められなかった．

▶▶▶ ❹ 総手技時間1時間で分けた，各手順の所要時間の違い

図4 に，総手技時間1時間で分け，各手順の所要時間を症例毎に並べてみた．総手技時間1時間未満の症例は10例で49.7±6.6分，1時間以上の症例は40例で107.9±33.9分であった．手技時間が1時間未満群では各手順のばらつきは小さく，一定の傾向があるようにみえる．一方で1時間以上群では，各手順の所要時間のばらつきが大きく，また手順毎の所要時間の長短も症例によってまちまちであった．

図5 では，各手順の所要時間を1時間未満群，1時間以上群で並べて比較してみた．ポケット作成時間，穿刺時間，デバイス固定時間，閉創完了時間は両群の重なりが大きいが，リード操作時間は重なりが小さく，総手技時間の予測因子として使える可能性が考えられた．

▶▶▶ ❺ 総手技時間1時間未満を予測するためのリード操作時間

❹の検討から，ROC曲線の解析により，総手技時間1時間未満を予測するためのリード操作時間のカットオフ値を求めた 図6 ．その結果，リード操作時間30分が，好ましいカットオフ値であることが示された（感度100%，特異度82.1%）．同様の検討を総手技時間の中央値92.5分で行ったところ，やはりリード操作時間37分がよいカットオフ値となった（感度87.5%，特異度88.0%） 図7 ．

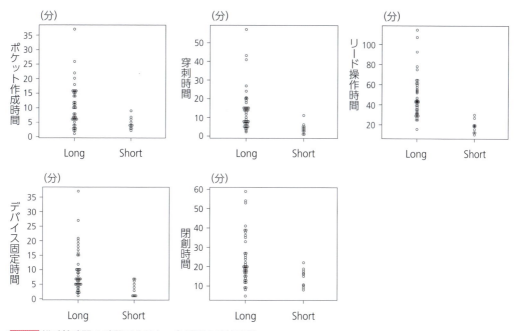

図5 総手技時間 1 時間で分けた，各手順の手技時間

局所麻酔から閉創完了まで．60 分以上: Long（N＝52）／60 分未満: Short（N＝16）

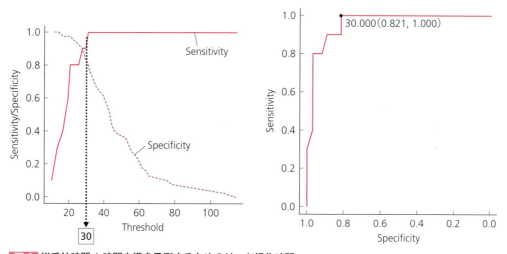

図6 総手技時間 1 時間未満を予測するためのリード操作時間

考察

　今回，ペースメーカー植込みの手技時間について検討を行った．アンケート内容に術者の修練度や症例の難易度に関する項目はなかったため，時間軸にそった各手順の所要時間のみの解析となった．日本不整脈学会のホームページによると，ペースメーカー植込みの手技時間は1〜2時間とある（URL：http://new.jhs.or.jp/public/lecture/lecture-3/lecture-3c/）．症例数の多寡はあるが，総手技時間の中央値がおよそ1時間半となったのは，国内のペースメーカー植込み手技の実情をほぼ反映していると考えてよいだろう．

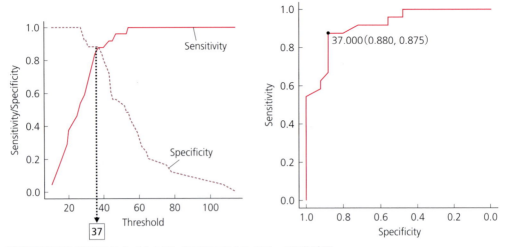

図7 総手技時間92.5分（中央値）を予測するためのリード操作時間

　植込み手技における各手順は，術者の習熟度と症例の難易度によって影響を受ける．しかしその影響の大きさは各手順の内容によって異なる可能性がある．たとえば，穿刺やリード操作のように，解剖学的知識と画像所見を判断しながら手技を行うものと，ポケット作成や縫合のように単純作業に近いものでは，手技時間のばらつきの程度も異なるのではないか．図3の相関行列からは，手技時間の長短と穿刺時間とリード操作時間の長短の間の相関が強く，このような高度な手技内容が全体に影響していることがみて取れる．もちろん，総手技時間の半数を占めるリード操作時間の長さの効果が強いこともある．

　図5にみるように手技時間が1時間を切るためには，リード操作時間が大きく影響していることは当然だろう．図6にあるように，リード操作時間が30分を切れなければ，手技時間1時間以内の達成は難しいのかもしれない（手技時間の中央値92.5分の場合は，リード操作は37分以内図7）．ペースメーカー手技時間の短縮には，リード操作時間をいかに短縮できるかがポイントとなる．これを実現するためには，リード操作のための効果的なスタイレットや，あらかじめ3D形成されたガイディングカテーテルの利用も有効かもしれない．また，リード操作時間が30分を超えるような場合，熟練度の高い術者に変わることも必要かもしれない．

　ペースメーカー手技時間の短縮は，周術期合併症，特に感染症の低減には不可欠であることが従来より報告されている．たかがペースメーカ植込み，されどペースメーカー植込みである．不要な合併症は発生しないほうがよい．各施設での手技の見直し，効率化がこれから求められるべきである．

結語

　アンケート調査に基づいて，ペースメーカー植込み手技における各手順の所要時間を検討した．全体の手技時間に大きく影響を与えているのは，リード固定までの操作時間と穿刺時間であった．特にリード操作時間が30分以上になると，全体の手技時間が1時間以上になる可能性があり，手技の見直しが必要と思われる．

Chapter **13**

感染リード・感染デバイスの扱い方

◆ **Author** ◆ 高石藤井心臓血管病院 心臓血管センター **山田貴之**

はじめに

　近年，ペースメーカー，ICD，CRTD などの不整脈治療への植込みデバイス総数は全世界的に増加傾向であるが，総数の増加とともにデバイス植込み後の合併症も増加している傾向にある．特に，デバイス植込み後の感染症を認めた場合は，異物であるデバイス本体だけでなく，リードを含むペースメーカーシステムの全抜去を行わないと感染コントロールが困難になる．ペースメーカーシステム全抜去を行わないと予後が不良であることは今や疑いのない evidence となっているが，本邦でも以前は，デバイス感染症に対してリード断端処理やデブリードマンなどの姑息的な処置をせざるを得なかった時代もあったが，2010 年よりレーザーリード抜去術が保険償還されてからは欧米と同様に，開心術によるリード抜去ではなく経静脈的リード抜去術を選択できるようになり，デバイス感染症に対する世界的標準治療が行えるようになっている．

デバイス感染症の診断

　デバイス感染症には大きく分けて 2 種類ある．デバイスが植込まれているポケット内に感染を起こしたポケット感染症（pocket infection: 局所感染症）と，血管内に留置されているリードに macro もしくは micro の vegetation が付着するリード感染症（blood stream infection: 全身感染症）に分けられるが，ポケット感染症からリード感染症（全身感染症）に移行する場合もあるので必ずしも厳密に分けられるものではないが，いずれにせよリード抜去，ペースメーカーシステム全抜去の適応である．

▶▶▶❶ ポケット感染症

　文字どおり，デバイスが植込まれているポケット内の感染症である．多くは *Staphylococcus* によるもの[1,2]であることから術中の contamination が主な原因と考えられる．手術後早期から遠隔期まで発症時期がさまざまであり，局所所見もさまざまであるため，特に遠隔期（術後数年）に発症する場合は，感染と診断されにくいこともある．局所所見としては発赤や疼痛，腫脹などの炎症所見，創部菲薄化，本体やリード露出，創部からの排膿などに分類されるが，どの所見であっても予後が変わらない[3]という報告もあり，創部のみた目で重症度が予測できないことが多いため注意が必要である．

153

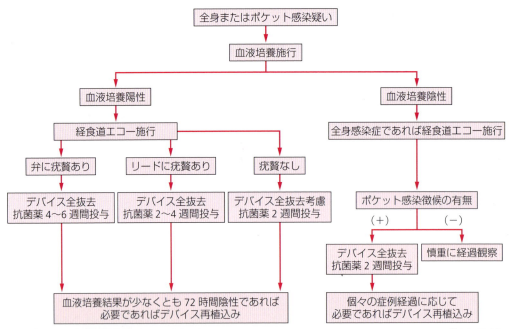

図1 デバイス感染症のフローチャート（Kusumoto Fm, et al. Heart Rhythm. 2017; 14: e503-51[4]）より改変）
血液培養と経食道エコーの結果で治療方針を決定する.

❷ 全身感染症

　何らかの理由により，血管内〜心腔内に留置されたリードに感染が起きる場合である．血管内異物感染であり，ポケット感染徴候のない場合は不明熱などで発見されることもある．リードに疣贅が付着する場合と三尖弁などの弁に疣贅が付着する場合があり，治療の基本はポケット感染症と同様にシステム全抜去であるが，最新の欧米のガイドラインではポケット感染，全身感染にかかわらず血液培養の結果と経食道エコーの所見によってシステム全抜去後の抗菌薬投与期間を決めるフローチャート[4] 図1 も示されている．

デバイス感染症への対応について

　植込みデバイスの合併症のなかでもデバイス感染症は臨床経過がさまざまであり，長年，診断と治療に苦慮してきた領域であるが，その大きな要因は治療についてである．植込まれたデバイスは本体とリードに大きく分かれるが，左または右の前胸部のポケット内に感染症が起きた場合は，デバイスが人工物であるがゆえ，人工物感染症の治療に準じて，ポケットからすべて除去した後に感染コントロールを行う必要がある．その場合，本体は取り出しが比較的容易である反面，リードはポケット内から心腔まで到達しており，血管刺入部から静脈内の血管壁，心腔（心房および心室壁）に癒着を形成しており植込まれた年数が長ければ長いほど癒着が強固になるため，通常の牽引では抜去することが困難になる場合がある．そのため，リードを抜去することが困難であれば，やむなく本体は取り出した後にポケット内をデブリードマンし，ポケット内のリードを短切などして異物の volume を減らして管理していた時代もあったが，昨今は本邦でもリードを抜去するデバイスが使用可能となり，前述のような姑息的な処置を行

わず，リード抜去という手技を行うのが標準となってきている．そして姑息的な処置をしても50〜100％再発し，予後も不良[3,5,6]であることから，やはりデバイス感染症はリードを含めた全システム抜去が治療の基本である．

デバイス感染症の治療

　前述したとおり，デバイス感染症の治療はシステム全抜去であり，血管内に癒着したリードはリード抜去術を行う．感染症を認めたら速やかにリード抜去術を行うことが予後を改善する[7]という報告もあるため，迅速な対応が求められる時代になっている．以前は心臓血管外科による開心術での抜去も行われていたが，欧米では1999年から，本邦では2010年よりレーザーリード抜去システム 図2 図3 が使用可能となって以来，血管内および心腔内以外に植込まれたリードや巨大疣贅を有するリードなど以外はリード抜去術の基本は経静脈的リード抜去術である．経静脈的リード抜去術の際には，レーザーリード抜去システム以外にポリプロピレン製のシース 図4 ，Evolution® RL と呼ばれるメカニカルシース 図5 や，また場合によってはスネアなどのデバイスを組み合わせて行うが，最も大切なことは抜去手技中の合併症である．リードは血管内で癒着しているが，癒着している部分は血管壁と接しており，レーザーシースなどで癒着の剥離を行う際は慎重に行い，発生率は1％未満と低いが血管壁損傷，裂孔や穿孔などを起こさないことが肝要である 図6 ．心臓壁や上大静脈に大きな穿孔が起きると致死的になる場合もあるので十分に準備された環境（ハイブリッド手術室などで，心臓血管外科医待機が望ましい）で行い，抜去手技には細心の注意を払って行う．またリードの種類や本数，年数，リード走行や患者背景などを考慮すると2つと同じ症例はないため経験症例数と合併症発生率が負の相関を認める[8]という報告もある．いずれにせよ，専門施設への速やかなconsult が望ましい．

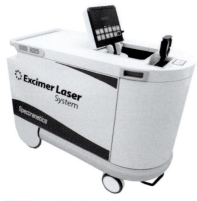

図2 レーザーリード抜去システム本体
（Spectranetics 社提供）
波長308 nm の紫外線発生装置，エキシマレーザーは脂質とタンパク質に対して光学的蒸散を可能にする

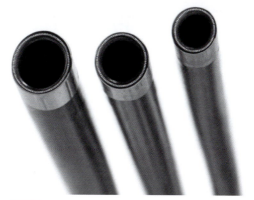

図3 レーザーシース（Spectranetics 社提供）
先端からエキシマレーザーを照射することができる．抜去対象リードによりサイズが3種類ある．

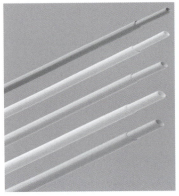

図4 Byrd Dialator Sheath Sets
（提供: Cook Medical 社）

ポリプロピレン製のメカニカルシース．Telescoping sheath となっておりサイズも5種類ある．レーザーが無効な石灰化症例に用いる．

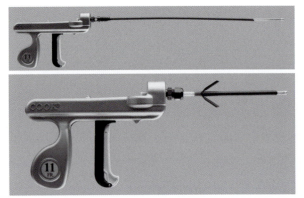

図5 Evolution RL Rotation ダイレータシース
（提供: Cook Medical 社）

先端に金属製のブレードがついており回転させることによってリードの癒着を剥いでいく．単体で使用したり，レーザーが無効な石灰化症例に用いる．

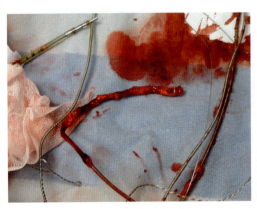

図6 抜去された心室リード

植込み後18年，リード先端部分に石灰化を伴う強固な癒着組織を認める．

デバイス感染症の予後と予防

ポケット感染症と全身感染症では前述のように，どちらもリード抜去術の適応であり，抜去しないと1年生存率が6割程度[9]とかなり予後が不良になるが，リード抜去術を行った後の予後はどちらも変わらないという報告もあり，抜去したとしても抜去後の死亡率も4〜5％[10]と高い報告もある．言うまでもなく，デバイス感染症を早期発見し，リード抜去術を行うことが予後を改善するが，デバイス感染症そのものをさまざまな工夫によって予防することはより大切だと言えよう．

ポケット感染症の予防

ペースメーカー，ICD，CRT などの植込みデバイスはリードやスリーブなどのシステムの一部とともにポケット内に収納されている．植込み手技（電池交換術やリード追加術なども含む）の際には，十分な術野の消毒と清潔操作を駆使してもわずかながらの floating dust のような落下細菌がポケット内に contamination してしまうが，術後の時間経過とともにポケット内の殺

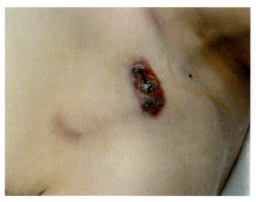

図7 圧迫壊死として紹介されてきたポケット感染症の1例
尾側部分の軽度発赤も合併しており，圧迫壊死ではなく明らかなポケット感染症進行による露出，排膿である．

　菌抵抗力と bacteria の繁殖力との差がポケット内感染症への移行を決定するため，異物量（ポケットの volume に対する割合）が多い（デバイスが大きい，リードが長いなど）ことや，再手術による scar の割合の増加（電池交換術，リード追加術など），ステロイド内服や術後血腫などがポケット内の抵抗力を弱めることになり，たとえ抗菌薬投与を行っていたとしても長い手術時間（欧米ではペースメーカーは30分〜1時間未満，CRTで2時間未満が標準）や不潔操作が bacteria の contamination burden を増やすことになり感染コントロール困難になることが予想される．またデバイスが植込みされている部位の抵抗力も大切であり，きちんと筋膜下大胸筋直上もしくは大胸筋下に植込まれている場合に比べて，血流の乏しいような明らかな脂肪層内や筋膜上ポケットの場合も感染に対して脆弱であるため，初回のポケット作成部位もかなり重要になってくる．さらに両者の力の差が僅差である場合は感染症所見の発現もおのずと術後遠隔期になるため，特に手技後数年経過してからの感染症は因果関係を見誤ることもあるため注意を要する．大原則として，いったん落ち着いた植込み後の創部が，なんらかの異常所見（発赤，腫脹，疼痛，排膿，露出など）を認めたら 図7，感染症以外に説明がつかないことが多く，まず感染症と考えて対処しておけばよいのではないかと考えられる．

参考文献

1) Greenspon AJ, Prutkin JM, Sohail MR, et al. Timing of the most recent device procedure influences the clinical outcome of lead-associated endocarditis results of the MEDIC(Multicenter Electrophysiologic Device Infection Cohort). J Am Coll Cardiol. 2012; 59: 681-7.
2) Bongiorni MG, Tascini C, Tagliaferri E, et al. Microbiology of cardiac implantable electronic device infections. Europace. 2012; 14: 1334-9.
3) Klug D, Wallet F, Lacroix D, et al. Local symptoms at the site of pacemaker implantation indicate latent systemic infection. Heart. 2004; 90: 882-6.
4) Kusumoto FM, Schoenfeld NH, Wilkoff BL, et al. 2017 HRS expert consensus statement on cardiovascular implantable electronic device lead management and extraction. Heart Rhythm. 2017; 14: e503-51.
5) Sohail MR, Vslan DZ, Khan AH, et al. Management and outcome of permanent pacemaker and implantable cardioverter-defibrillator infection. J Am Coll Cardiol. 2007; 49: 1851-9.
6) del Río A, Anguera I, Miró JM, et al. Surgical treatment of pacemaker and defibrillator lead endocarditis: the impact of electrode lead extraction on outcome. Chest. 2003; 124: 1451-9.
7) Le KY, Sohail MR, Friedman PA, et al. Impact of timing of device removal on mortality in

patients with cardiovascular implantable electronic device infections. Heart Rhythm. 2011; 8: 1678-85.

8) Wazni O, Epstein LM, Carrillo RG, et al. Lead extraction in the contemporary setting: the LExICon study: an observational retrospective study of consecutive laser lead extractions. J Am Coll Cardiol. 2010; 55: 579-86.

9) Athan E, Chu VH, Tattevin P, et al. Clinical characteristics and outcome of infective endocarditis involving implantable cardiac devices. JAMA. 2012; 307: 1727-35.

10) Sridhar AR, Lavu H, Yarlagadda V, et al. Cardiac implantable electronic device-related infection and extraction trends in the U. S. Pacing Clin Electrophysiol. 2017; 40: 286-93.

まとめとこれからの Pacing Device へ期待

Chapter 14

◆ **Author** 東海大学医学部付属八王子病院 循環器内科 **吉町文暢**

　我々の pacing device に関する手技は拙いものかもしれない．そして，我々の pacing device に対する取り組みもこの分野に特化した専門家にはすでに通過点なのかもしれない．しかし，だからこそ一歩踏み出す勇気が必要なのだ．小さな施設に籠って壁を作っていてはいけないのだ．この本は問題提起にしかすぎないかもしれない．それでもインターベンショナリストが日々の業務の 1 つである pacing device を扱うステップアップになれば幸いである．

　"Slender Pacing Device Project" は，低侵襲カテーテル治療を目指すインターベンショナリストの我々がインターベンションでやってきたことを Pacing Device でもやってみたのだ．毎日の手技を顧みて自らを問いただし，それを立場や地域，専門分野の垣根を取り払った仲間たちと共有する．屈託のない意見交換により，治療が自己満足になっていないかどうかと謙虚に自らを批判する．エビデンスと呼ばれる世界の常識だけではなく，新しい発想を積極的に取り入れ，柔軟に対応させた治療を計画しそれを実践する．ここで改善された新しい結果を，うまくいったこともそうではなかったことも含めて情報交換を行うのだ．そして世界の知識と仲間の知恵を合わせて積み重ねたもので，次の世代のためのエビデンスを創っていく．これが我々のやってきた低侵襲カテーテル治療であり，世界に自慢できる成果が得られた方法である．

　残念ながら本 Project に御賛同はしていただいても，「今は研修医が修行中だから」，「最近は症例がなくて」とデータの御提供を辞退される施設も少なくなかった．もちろん，その心情はよく理解できる．しかし，本来はこの内容こそがリアルワールドのデータで，我々がみつめるべきもののはずである．逆にたとえ研修医が行っても，患者に誠心誠意を尽くした治療は決して恥ずかしいはずがない．胸を張って堂々と仲間同士でデータを共有すべきだと思う．自らの治療に自信を持つためにも，オープンな情報交換を続けていきたいものである．この project が一番役に立つのは修行中の研修医であり症例が少ない施設なのだから．

　時代とともに，ジェネレーターの機能やペーシングリードの性能は向上し，ガイディングカテーテルを使用するリードやリードレス pacing device など新しいモノも出現した．デバイスの進歩に伴いペーシング位置や閾値そのものの考え方も変化している．心血管血行再建を主にやっている我々は pacing device を変えていく力がないとしても，その使用において時代に沿ったよりよい方向にシフトすることは可能であろう．市販されている device を常に最良の方法で患者に提供できる我々でありたい．

　我々は術者や病院に都合のよい手技ではなく，真実を追究した患者に都合のよい手技をすべきである．もちろん，手技に本当の意味での正解はない．置かれた環境の制限のなかで，ただただ術者が 1 人の医者として一切の妥協も言い訳もなくすべてを尽くした治療だけが，最高の治療であり正解なのだ．

▶▶▶ 謝辞

御多忙のなか，御執筆いただいた諸兄に感謝申し上げます．また，本内容執筆の基礎となるデータを提供してくださった先生方とコメディカルの方々，本当にありがとうございます．御執筆いただいた方々以外の皆様は以下に御名前と御所属だけですが列挙させていただきました（順不同）．研究会にご参加いただいた皆様含め，このようなジャンクな企画に対しても強い興味を持ち，時間を割いてくれる仲間の姿勢が本当に嬉しいです．大きな論文を書くため，自分のプライオリティを上げるため，収入を上げるため，どこかに御招待してもらうため……そんな邪念が入らない活動を当たり前のようにする我々の仲間を誇らしく思います．

また，この活動に寛大な御気持ちで見守って下さっている pacing device 専門の先生方にも多大な感謝をしております．今後ともよろしくご指導のほどお願い申し上げます．

氏名	所属施設名	氏名	所属施設名
西垣和彦	岐阜市民病院	宍戸晃基	湘南鎌倉総合病院
山崎誠治	札幌東徳洲会病院	飛田一樹	湘南鎌倉総合病院
高橋玲比古	高橋病院	杉浦広隆	新潟医療センター
中嶋俊介	高橋病院	土田圭一	新潟市民病院
中西啓太	つくばセントラル病院	西田耕太	新潟大学医歯学総合病院
植村祐介	安城更生病院	大江健介	聖マリア病院
寺本智彦	一宮西病院	貞松研二	聖マリア病院
篠田明紀良	一宮西病院	櫛引 基	青森県立中央病院
宮地晃平	岡山中央病院	丹野倫宏	青森市民病院
岡村暢大	岡村一心堂病院	山中多聞	石巻赤十字病院
山元芙美	嬉野医療センター	大庭百合賀	千早病院
大久保宗則	岐阜ハートセンター	永田義毅	千代田循環器内科クリニック
山本基善	金沢循環器病院	奥津匡暁	川崎医科大学総合医療センター
山本光孝	原三信病院	工藤丈明	都城市郡医師会病院
杉野 浩	呉医療センター	七尾富久	東海大学医学部付属八王子病院
浅野 博	公立陶生病院	藤井敏晴	東海大学医学部付属病院
山田貴之	高石藤井心臓血管病院	奥村弘史	東京ベイ・浦安市川医療センター
湊谷 豊	国際医療福祉大学病院	川原隆道	東京西徳洲会病院
金子伸吾	済生会西条病院	加藤隆一	東大和病院
八戸大輔	札幌心臓血管クリニック	吉田善紀	東大和病院
北井敬之	札幌心臓血管クリニック	石井 塁	東宝塚さとう病院
谷 友之	札幌東徳洲会病院	尾辻秀章	藤元総合病院
大村 計	札幌白石記念病院	井村昌弘	日本医科大学千葉北総病院
福井昭男	山形県立中央病院	小堀容史	日本大学病院
竹内 剛	市立千歳市民病院	池田 敦	日本大学病院
音羽勘一	富山県立中央病院	山本 匡	北海道循環器病院
蒔田泰宏	市立函館病院	原田 敬	北九州市立八幡病院
高森信行	川島病院	八巻 多	名寄市立総合病院
髙川芳勅	小樽市立病院	布施公一	立川綜合病院

索引

数字

3Dシェイプ構造のガイド
カテーテル 112

あ

アブレーション 111
安静解除 8

い

閾値 35, 37, 52, 60, 68, 94, 129
インサイズドレープ 17

う

右心耳 39, 41

え

腋窩静脈 34
腋窩静脈胸郭外穿刺 34
エコー 30, 31
エビデンス 13, 14

お

横隔膜刺激 78
オーグメンチン® 104
お作法 13, 14
オマジナイ 2

か

ガイディングカテーテル
118, 135
ガイドカテーテル 112
ガイドワイヤー 119
ガイドワイヤーコイルアップ法
122
カットダウン 6, 29
冠静脈解離 114
冠静脈閉塞・狭窄 120
冠静脈洞（CS） 9, 76, 86
冠静脈洞入口部 111, 116
感染 7, 27, 105, 153

感染予防策 27

き

局所感染症 153

け

経皮的冠動脈インターベン
ション 111
経皮的冠動脈形成術 134

こ

抗菌薬 8, 15, 16, 27, 84
抗血小板剤 98
後室間静脈 116
子カテ・孫カテ 78
固定 26, 38, 43

さ

鎖骨下静脈穿刺 30
左室リード植込み 117
左上大静脈遺残 24, 30, 32, 33

し

シース挿入 52, 60, 68, 86, 92
時間軸 10
時間短縮 18, 124, 126, 128
止血 7
止血縫合 96
システム全抜去後の抗菌薬
投与期間 154
シタフロキサシン® 104
シャント 45, 46, 47
手技時間 28, 148
手技の平均時間 108
手術時間 28
手術部位感染 16
術後管理 27
術前マネジメント 98
準備 50, 58, 66, 72, 84, 90, 116
消毒 17
静脈穿孔 96

静脈造影 32, 34
除細動テスト 114
除毛 16
心室リード 25, 42
心臓再同期療法 134
診断カテーテル 139
真皮縫合 56, 64, 82, 88
心房リード 25, 39, 41

す

スクリュー 36, 37, 40, 41,
42, 54
スクリューイン 7, 25
スタイレット 86, 88, 102
ステリストリップ
64, 82, 88, 104
スリーブ 54, 62, 70

せ

セファゾリン 15, 16
穿刺 6, 24, 52, 60, 68, 74,
86, 90, 99, 109, 127, 129
洗浄 17, 56, 62, 70,
82, 103, 128, 129
全身感染症 153

そ

造影 6, 24, 32, 50, 58,
66, 72, 78, 84, 114
総手技時間 148
創部洗浄 17

た

大規模無作為比較試験 13
大心静脈 116
タインド 7, 25, 36, 39, 41,
42, 54, 88
ダミーワイヤー法 121
たわみ 54, 62, 70

索引

ち
鎮静 58, 66, 90

て
手洗い 6
低心機能 116
ディスロッジ 96, 142
デクスメデトミジン 104
デバイス感染 14, 16, 37, 153
デバイス固定 26, 148
電気生理学的検査 9
電極通過 117
電池寿命 38

と
透析 23, 45, 46, 47
橈側皮静脈 29

に
入院期間 8

は
波高値 36, 39
バスキュラーアクセス 45
バンコマイシン 15, 16

ひ
ピールアウェイ 78
皮下縫合 56, 64, 82, 104
皮切 6
皮膚消毒 17
皮膚切開 20, 50
皮膚縫合 8, 26, 88

ふ
不明熱 154

へ
閉創 21, 26, 128
閉創完了時間 148
ペースメーカー植込みの
　作業環境 126
ペースメーカー留置前の
　単純CT 33
ヘッドライト 104

ほ
ポケット感染 14, 153
ポケット作成 6, 20, 23, 24, 50,
　60, 68, 74, 86,
　100, 110, 127, 129
ボスミン液 101
ポビドンヨード 17
ポリフィラメント 104

ま
マーシャル静脈 113
マイクロパンクチャー 99
埋没縫合 26
麻酔 84
末梢動脈治療 137

め
メカニカルシース 155

も
目標時間 128
モノフィラメント 104

ら
ラーニングカーブ 107

り
リード感染 15, 153
リード固定 26, 80
リード操作時間 148
リード抜去 43, 154
リードレスペースメーカー 9

れ
レーザーリード抜去システム
　155
連続縫合 21, 26, 111

ろ
ローテーションアンギオ
　86, 113

B
buddy wire technique 140

C
CDI（cardiac device-associated
　infection) 14
conventional pacing lead 48
coronary sinus 9
cross-over approach 139
CRT（cardiac resynchroniza-
　tion therapy) 5, 8, 72, 84,
　107, 110, 116, 134
CRTD 72, 84, 107, 110,
　116, 134
CS 112, 113
CS入口部 112
CT 33
CTO 108

D
DDD 48, 58, 66, 98,
　108, 110, 125
deep seating 121
device failure 98
direct cannulation 136
direct puncture 135
duplication of the coronary
　sinus 113

E
EBM（evidence-based
　medicine) 14
EPS（electro physiological
　study) 9
ESC（European Society of
　Cardiology) 109
EVT（endovascular treatment
　／therapy) 32, 137
externarlization 143

F
floating wire technique 136

G
guiding & stylett less lead 58

H
His束ペーシング 129

I

ICD (implantable cardioverter
  defibrillator)   5, 8
indirect puncture   135

L

lateral vein   3, 116

M

MICRA   90, 92, 94, 96
Mother & Child technique 141

O

OTW (over the wire)   137

P

PADIT 試験   16
parallel wire technique   137
PCI (percutaneous coronary
  intervention)   5, 108, 111,
      134, 137
PLSVC (persistant left superior
  vena cava)   24, 30, 32, 33

R

RCT (randomized controlled
  trial)   13

S

screw   36, 37, 40, 41, 42, 54
Slender Club Japan   2, 5, 124,
      147
Slender Club Japan Pacing
  Device Live   126
SpO_2 モニタリング   6
SSI (surgical site infection)
      16
supportive cannulation   136

T

tined   7, 25, 36,
      39, 41, 42, 54, 88

Slender Pacing Device Project　　Ⓒ

発　行　2019 年 6 月 5 日　　初版 1 刷

編著者　吉町文暢

発行者　株式会社　中外医学社
　　　　代表取締役　青木　滋

〒162-0805　東京都新宿区矢来町 62
電　話　03-3268-2701(代)
振替口座　00190-1-98814 番

印刷・製本/三報社印刷（株）　　　　　〈KH・AK〉
ISBN978-4-498-13654-0　　　　　　　Printed in Japan

JCOPY　＜(社)出版者著作権管理機構 委託出版物＞

本書の無断複製は著作権法上での例外を除き禁じられています.
複製される場合は, そのつど事前に, (社)出版者著作権管理機構
（電話 03-5244-5088, FAX 03-5244-5089, e-mail: info@jcopy.
or.jp）の許諾を得てください.